ACTUALITÉS MÉDICO-CHIRURGICALES

DES ARMÉES DE TERRE ET DE MER

DIRECTEURS : BERTRAND   GRALL   NIMIER

Médecin général de 1re Classe   Médecin inspecteur général   Médecin Inspecteur
de la Marine.   des Troupes Coloniales.   de l'Armée.

Secrétaire : Dr ED. LAVAL

———

LES GRANDS ABCÈS DU FOIE

VOLUMES DE LA COLLECTION DÉJA PARUS

La tuberculose dans l'armée et la marine. — *Diagnostic de la prétuberculose*, par le Dr G. H. LEMOINE, médecin principal de 1re classe, professeur d'hygiène militaire au Val-de-Grâce. 1 vol. de 208 pages. . . . . 3 »

Les grands abcès du foie (*Hépatite suppurée des Pays chauds*). — *Clinique et chirurgie*, par le Dr J. FONTAN, médecin général de la marine en retraite, correspondant national de l'Académie de médecine, 1 vol. de 140 pages, avec 16 figures dans le texte. . . 2 50

Éléments de stomatologie. — *Clinique et thérapeutique*, par le Dr Jean MONOD, médecin major de 2e classe, chef du service de stomatologie à l'hôpital militaire du Val-de-Grâce, avec une préface du Dr Léon FREY, dentiste des hôpitaux, professeur à l'École dentaire de Paris. 1 vol. de 264 pages, avec 54 figures dans le texte. . . 4 »

VOLUMES EN PRÉPARATION

Recrutement de l'armée. **Du choix des conscrits.** — Indices de robusticité physique. Signes de l'aptitude ou de l'inaptitude physiques (Service armé, Service auxiliaire). *Guide pratique à l'usage des Membres des Conseils de révision et des Officiers des corps de troupe*, par le Dr BONNETTE, médecin major de l'armée.

Comment dépister rapidement les fraudes alimentaires, par F. ROTHÉA, pharmacien major de l'armée.

La désinfection, par le Dr G. H. LEMOINE, médecin principal, professeur au Val-de-Grâce.

Les dysenteries, par le D^r Ch. DOPTER, médecin major, professeur agrégé au Val-de-Grâce.

La maladie du sommeil (*Trypanosomiase humaine*), par les Drs G. BONET et G. MARTIN, médecins majors des Troupes coloniales.

LES
GRANDS ABCÈS DU FOIE

(HÉPATITE SUPPURÉE DES PAYS CHAUDS)

CLINIQUE ET CHIRURGIE

PAR

Le Dr J. FONTAN

Médecin général de la marine en retraite,
Correspondant national de l'Académie de Médecine.

Avec 16 figures dans le texte.

PARIS

OCTAVE DOIN ET FILS, ÉDITEURS

8, PLACE DE L'ODÉON, 8

1909

PRÉFACE

Ce précis de chirurgie a pour but de présenter aux praticiens et spécialement aux médecins de l'armée, de la marine et des colonies, l'abrégé des connaissances les plus utiles pour arriver au diagnostic et à la cure chirurgicale de l'*Hépatite suppurée des pays chauds*.

C'est essentiellement un livre de pratique.

Parmi les processus suppuratifs du foie, il ne vise directement que les grands abcès du foie développés presque toujours dans les pays tropicaux, et ayant la dysenterie pour cause pathogénique presque exclusive.

Sans doute d'autres suppurations hépatiques, celles d'origine traumatique (coups de feu), celles d'origine lithiasique ou parasitaire (kystes suppurés), peuvent être mises en regard des grands abcès tropicaux, avec lesquels elles ont parfois des ressemblances cliniques. Elles peuvent aussi, dans certains cas, bénéficier des mêmes méthodes chirurgicales. Mais elles ne sont pas l'objet de cette étude.

Pour ne pas nous éloigner du but exclusivement pratique de ce manuel, nous ne perdrons pas un seul instant de vue les deux préoccupations supérieures du praticien : 1° arriver à un diagnostic précis ; 2° choisir et réaliser le meilleur traitement.

Pour le diagnostic, il sera surtout étayé sur les données cliniques ; mais nous ne passerons pas sous silence certains éléments puisés au laboratoire et dont on ne peut méconnaître la valeur pratique. Quelques notions d'anatomie pathologique, de géographie médicale, de pathogénie, ne nous ont pas paru devoir être écartées. Mais elles ne seront invoquées et résumées qu'en ce qu'elles apportent de précieux à la formation du diagnostic ou à la décision chirurgicale.

Les indications opératoires qui découleront de ce diagnostic et de l'étude des formes et des complications, nous amèneront naturellement à la description et au choix des meilleures méthodes avec la technique la plus favorable à chaque circonstance.

LES GRANDS
ABCÈS DU FOIE

(HÉPATITE SUPPURÉE DES PAYS CHAUDS)

CHAPITRE PREMIER

ANATOMIE PATHOLOGIQUE

A. **Anatomie macroscopique.** — L'abcès du foie tropical, ou hépatite suppurée des pays chauds, est un type de
grand abcès qui relève d'une seule espèce anatomique :
c'est un *abcès nécrosique*. Mais il peut se présenter avec
des caractères divers, qui en font comme des variétés
différentes, suivant l'âge qu'il a atteint. C'est ainsi que
l'on a décrit : l'*abcès gangréneux*, l'*abcès phlegmoneux*,
l'*abcès fibreux* ou *enkysté*, etc.

On ne connaît pas anatomiquement l'état du foie tout
à fait au début d'une hépatite suppurative. On pourrait
sans doute rencontrer, sur un foie présentant déjà des
lésions avancées, des parties qui seraient à peine atteintes
d'un infarctus tout récent ; mais ces constatations n'ayant
pas été faites, il faut se contenter de présomptions. Or,
comme il faut évidemment plusieurs jours pour qu'un
territoire hépatique frappé de mort se désagrège et
tombe en deliquium, on peut dire qu'au début un abcès
du foie n'est pas liquide ; il est formé par un infarctus,

et nous savons qu'un infarctus hépatique se présente sous l'aspect d'une masse d'un blanc grisâtre, peu étendue, et ayant une forme irrégulière. Parfois plusieurs petits infarctus sont agglomérés de façon à ne former qu'une masse commune. Dans ces conditions, le tissu hépatique frappé de mort laisse sourdre quelques gouttes d'une sanie plus ou moins louche si l'on en presse la coupe ; mais un trocart qui atteindrait sur le vivant cette lésion primitive n'en ramènerait pas un liquide purulent.

Nous appelons ce premier stade l'*abcès nécrosique.* Ce sont des *morts locales (local deaths)* (FAYRER).

Mais le bloc nécrosique s'entoure bientôt d'une zone de réaction inflammatoire, d'un brun acajou, bordé du côté périphérique par un liséré festonné plus pâle ; le bloc nécrosique, que l'on a caractérisé de *nécrose fibrinoïde,* à cause de sa sécheresse, devient pulpeux, de plus en plus infiltré de pus, et semé de petits abcès miliaires. Puis cette masse se liquéfie par places, formant de petites cavités qui se fusionnent, et constituent enfin une poche irrégulière, pleine d'un liquide non homogène, bordée et traversée de lambeaux, de filaments, de franges qui résistent encore à la liquéfaction. Lorsque cet abcès nécrosique prend de l'accroissement, soit par l'extension du sphacèle pariétal, soit par la réunion de plusieurs foyers voisins, soit par un processus ulcératif manifeste, il constitue une cavité anfractueuse, que l'on a appelée *abcès phlegmoneux* (KELSCH et KIENER), et auquel nous donnons plus volontiers le nom d'*abcès ulcératif,* parce que, à la fonte phlegmoneuse des parties nécrosées, s'ajoute certainement une destruction de proche en proche des parois, due à un processus ulcéreux.

Il faut en considérer la paroi et le contenu. La paroi

reste longtemps déchiquetée, hérissée de franges plus ou moins sphacéliques, dont la charpente fibreuse est souvent très résistante. Des diverticules s'étendent parfois assez loin entre ses parties saillantes, de telle sorte que la cavité de ces abcès, qui devrait en bonne règle être à peu près sphérique, est au contraire très irrégulièrement anfractueuse. Cet aspect diverticulaire des parois est d'ailleurs une preuve du processus ulcératif qui s'y est établi secondairement, et qui amène au fond des diverticules des érosions, des vaisseaux et des canaux biliaires. De là dans le pus un mélange de sang et quelquefois de bile. Le pus présente ce caractère très net, que l'on regarde comme spécial au foie, mais qui est commun à d'autres pus viscéraux, et que l'on dénomme *pus chocolat*. Il est formé d'un mélange plus ou moins homogène de pus crémeux blanc, de sang noir fluide ou en petits caillots, et de liquide séreux résultant de la désagrégation nécrosique. Si la bile y est mélangée en notable quantité, il prend l'aspect *marc d'huile* signalé par les anciens.

Ces abcès sont en état d'accroissement progressif ; ils vont du volume d'une noix à une capacité de 3 à 4 litres.

A mesure que l'abcès vieillit, le pus y devient de plus en plus homogène ; il est moins rouge et passe du *chocolat* au *café au lait*. En même temps, la paroi s'aplanit. Elle demeure encore tomenteuse, mais les grandes franges ont disparu. La zone de réaction inflammatoire cesse sa marche envahissante, elle est moins congestive, et l'étude microscopique y montre tous les vaisseaux thrombosés, même les canaux biliaires, qui sont comblés par des coagula épithéliaux. Ce fait est pratiquement intéressant parce qu'il explique que les abcès anciens contiennent moins de sang, les hémorrhagies y étant plus rares, et aussi que certains procédés opératoires, tels que le curettage, puissent être employés sans danger, dans cette zone privée d'irrigation sanguine.

Le type qui a été décrit sous le nom d'*abcès fibreux* (KELSCH et KIENER) et que nous appelons *enkysté* correspond à une période tardive de la maladie. Il a fallu des mois et souvent des années pour réaliser cette transformation scléreuse de la paroi de l'abcès. Toute trace d'inflammation a disparu, et la zone nécrosique, comme celle qui était le théâtre d'une réaction inflammatoire, sont remplacées par une couche fibreuse épaisse, blanche et très adhérente au foie sain.

Cette couche fibreuse est un véritable tissu de cicatrice qui s'est établi sur la paroi à la faveur d'un bourgeonnement charnu intense. Le tissu conjonctif du foie a la plus grande part dans cette restauration, où la régénération glandulaire est nulle ou à peu près. Ce n'est là d'ailleurs qu'une question sans importance au point de vue pratique, quelque intérêt qu'elle puisse présenter au point de vue histogénique.

En définitive, cette prolifération conjonctive aboutit à la formation d'une coque fibreuse très épaisse et quelquefois d'une cicatrice totale.

Mais, si la cavité était trop grande, l'effort de la nature étant resté limité, il persiste une poche, contenant un pus à peu près dépourvu de virulence, d'un blanc sale, café au lait, quelquefois séreux.

Ce pus, si la cavité est grande, s'y stratifie en quelque sorte en couches plus ou moins denses, de manière que par une ponction dans les parties supérieures il apparaît comme une sérosité louche ; au milieu, c'est un pus bien lié ; au fond de la poche, c'est une crème filante, parsemée de caillots blancs. Sans doute, les anatomistes qui disaient : « le pus du foie est blanc » (ANDRAL), n'avaient vu que des abcès de ce stade.

Malgré qu'il n'y ait plus une grande activité réparatrice dans la coque de ces abcès, nous venons de dire qu'ils peuvent encore à la longue diminuer de volume. Il se fait alors un froncement du tissu hépatique qui tend à resserrer la capacité de l'abcès, dont la partie la plus liquide se résorbe. Le pus y devient de plus en plus épais, jusqu'à ce qu'on n'y aperçoive plus qu'un contenu caséeux dans lequel on ne reconnaîtrait plus rien de l'ancien pus chocolat de la période phlegmoneuse. Ces *abcès caséeux* sont très petits ; ils se réduisent à la grosseur d'une noix ou d'une noisette, et parfois même, dans des abcès très anciens, la matière caséeuse devient crétacée (*abcès résiduaux*, PAGET). Elle peut enfin disparaître tout à fait, et la lésion n'est plus alors représentée que par de simples *cicatrices stellaires* que l'on pourrait regarder comme des gommes guéries si la chaîne des transformations n'était facile à vérifier. En effet, la présence simultanée de tous ces échantillons dans le foie d'un sujet ayant longtemps habité les pays chauds, en montre l'identité de nature, avec la diversité des âges.

Parmi les types que nous avons rapidement esquissés dans cette courte synthèse, il en est vraiment trois qui ont une importance et une fréquence prédominantes en clinique : ce sont l'abcès nécrosique, l'abcès phlegmoneux ou ulcératif, et l'abcès enkysté.

Des trois, c'est le second que le chirurgien rencontre le plus souvent. Il a rarement l'occasion d'opérer un abcès nécrosique non encore liquéfié. Le diagnostic en est obscur ; la ponction exploratrice peut le traverse r sans rien révéler ; d'ailleurs, cette période n'est pas longue.

L'abcès enkysté n'est pas très fréquent dans nos hôpitaux, puisque pour y atteindre l'abcès ulcératif doit avoir cessé d'être nocif ; et pendant toute sa période d'activité il a dû attirer l'attention du chirurgien par les douleurs, la fièvre, etc... S'il est arrivé à l'enkystement, il est assez bien toléré par le patient, et le chirurgien ne s'en préoccupe guère. L'abcès ulcératif étant le plus fréquemment soumis à l'examen clinique, ce sont ses caractéristiques anatomiques, paroi et contenu, que le chirurgien doit ordinairement s'attendre à rencontrer.

Les abcès du foie siègent ordinairement dans le lobe droit. La proportion serait de 80 p. 100 d'après les statistiques d'autopsie, de 97 p. 100 d'après notre statistique opératoire. Nous inclinons de plus en plus à regarder l'abcès du lobe gauche comme tout à fait exceptionnel. Tout abcès, proéminent chez le vivant sur la ligne médiane ou même à gauche, est volontiers imputé au lobe gauche ; mais c'est là une erreur qu'explique le développement souvent énorme du lobe droit abcédé.

L'abcès de la face convexe est trois fois plus fréquent que celui de la face concave. On peut signaler comme des raretés l'abcès du bord postérieur, et surtout celui du lobe de Spigel. Mais quoique exceptionnelles ces localisations doivent préoccuper le chirurgien, précisément à cause de l'obscurité du diagnostic et de la difficulté du traitement.

Les abcès multiples ne sont pas rares ; ils formeraient même, d'après certains auteurs, la moitié ou le tiers des cas ; il est probable qu'ils sont moins fréquents.

Les statistiques d'autopsie sont trop en faveur de la multiplicité parce qu'elles contiennent tous les mauvais cas. Les statistiques chirurgicales sont, au contraire, trop favorables à l'unicité, parce que les cas guéris chirurgicalement et qui ont échappé à l'autopsie sont réputés n'avoir comporté qu'un abcès. En fait, nous pensons que l'abcès du foie est plus souvent unique que multiple, mais qu'il faut se défier d'une multiplicité inaperçue, et qui peut aller jusqu'à 5 ou 6 foyers. Nous avons signalé une autopsie où il existait 18 abcès chez un vieux dysentérique[1].

Les abcès multiples peuvent être successifs, et l'on opère parfois des coloniaux à plusieurs années d'intervalle pour plusieurs foyers indépendants. Il y a pourtant lieu de croire que la maladie initiale date d'une époque unique.

B. **Bactériologie**[2]. — Bien que cette question, vieille déjà et objet à certaines époques de discussions passionnées, reste encore posée sur un terrain mouvant, il est permis cependant de retenir comme démontré et pouvant être accepté par tous un certain nombre de faits.

Si nous nous en tenons à l'abcès tropical et, pour préciser encore, à l'abcès positivement rattaché à la dysenterie amibienne, nous pouvons affirmer que tous les abcès du foie, opérés dans nos hôpitaux de la marine en ces dernières années, ont constamment présenté un

---

[1] Bertrand et Fontan. *Traité médico-chirurgical de l'hépatite suppurée*. Paris, 1895.

[2] Nous devons cette note bactériologique à M. le médecin principal GASTINEL, professeur de bactériologie à l'École de médecine navale de Toulon, et dont la compétence fait autorité.

pus stérile, sans bactéries vivantes ou revivifiables. Mais nous nous hâtons d'ajouter qu'il s'agit dans nos recherches d'abcès anciens. Souvent ces échantillons de pus contenaient, plus ou moins rares, des amibes dysentériques (*entamœba histolytica de Schaudiun*), alors que toujours ces dernières étaient rencontrées en abondance le jour de l'opération dans les produits de curettage des parois et retrouvées les quatre ou cinq jours suivants, dans les débris épais évacués par les drains et provenant également des parois. Nous pouvons donc être avec ceux (L. ROGERS, P. MANSON, etc.) qui regardent l'amibe dysentérique comme l'agent constant et primordial de l'abcès du foie. Son habitat n'est pas le pus, mais la paroi : c'est de là qu'elle tombe dans le pus et que le curettage la ramène à coup sûr.

Et, pour bien souligner la relation intime de ce parasite avec la dysenterie, rappelons ici que l'injection dans le rectum du chat de ces produits de curettage ou du pus des abcès, quand il contient l'amibe vivante ou ses kystes, lui donne sûrement la dysenterie, alors même que l'examen par les méthodes connues n'a décelé aucune bactérie.

Si l'amibe est le seul micro-organisme constant des abcès du foie tropicaux et vraisemblablement l'agent pathogène essentiel, est-il le seul ? Non, et sur ce point également, l'accord paraît définitif entre les différents observateurs. A l'amibe appartient la lésion initiale, lésion de thrombose et de nécrose, rendant bien compte des constatations anciennes et purement histologiques de BERTRAND et FONTAN. Sur le terrain ainsi préparé, au sein des infarctus nécrotiques constitués dans les capillaires du foie, où les amibes ont abouti; les bactéries pyogènes, aérobies et anaérobies, qui ont pu être englobées par elles dans le milieu intestinal, en même temps que des hématies, véhiculées et rejetées enfin avant d'être digérées (MARCHOUX), se multiplient et pullulent, associant dès lors la suppuration à la nécrose amibienne préexistante. Mais cette phase septique sera limitée par la concurrence vitale qui souvent ne laissera subsister qu'une seule espèce microbienne, la plus résistante. Celle-ci succombera à son tour par épuisement nutritif, vaccination du milieu ou toute autre cause inconnue. A ce moment, le pus sera devenu stérile, et l'abcès devra être classé parmi les *vieux abcès* (KARTULIS, *Bull. Institut Pasteur*, 1905). Ainsi s'expliquent, à la fois, la stérilité, longtemps proclamée des abcès du foie déjà vieux, et aussi leur fertilité constatée par quelques-uns, au premier rang desquels il faut placer BERTRAND.

Parmi les microbes rencontrés à côté des amibes, citons d'abord comme les plus fréquents les *staphylocoques doré et blanc* (KARTULIS, ROGERS, BERTRAND et FONTAN, MARCHOUX) et des anaérobies diverses : *B. Theboïdes, B. serpens, B. perfrengens, enterocoques, B. ramosus, B. fragilis, B. funduliformis* (H. LEGRAND et AXISA, RIST et RIBADEAU-DUMAS, GILBERT et LIPPMANN). Viennent ensuite, plus rarement trouvés, le *coli-bacille* et des *paracoli*, le *pyocyanique*, le *streptocoque*.

C'est par la voie sanguine porte que l'amibe dysentérique arrive au foie, comme en témoigne l'observation de MARSHALL qui trouve de nombreux amibes dysentériques dans un thrombus de la veine porte.

L'intégrité toujours constatée des ganglions mésentériques paraît devoir faire exclure la voie lymphatique.

L'amibe dysentérique est d'ailleurs capable de produire des abcès dans d'autres parenchymes, tels que le poumon, le cerveau et la rate.

L'*entamœba histolytica* est-elle seule en cause? La question de la pluralité des amibes dysentériques est en pleine évolution et nous ne pouvons, sur un débat qui n'a pas encore donné de conclusions pratiques, que renvoyer aux travaux spéciaux de MARCHOUX, de HARTMANN (*Arch. f. sch. u. trop. Hyg.*, 1908; — *Bull. Inst. Pasteur*, C. R. de F. MESNIL, 30 nov. 1908; — *C. R. Société de Biologie*, t. LXIII, 30 nov. 1907).

CHAPITRE II

ÉTIOLOGIE

A. **Milieu géographique.** — L'hépatite des pays chauds est étendue à toute la zone intertropicale ; elle est particulièrement fréquente en Asie et en Afrique, plus encore dans la première que dans la seconde. Elle est d'ailleurs absolument liée à la dysenterie, et se rencontre uniquement, à l'état endémique, dans les pays à dysenterie.

En *Europe* elle n'est guère endémique qu'en *Grèce*, dans une partie de la *Turquie*, à *Malte*, en *Sicile*, en *Sardaigne* et sur les côtes de l'*Adriatique*. On l'observerait assez fréquemment en *Portugal*, à *Gibraltar*... c'est-à-dire en somme dans l'extrémité sud des îles et péninsules européennes. En *France*, elle n'est endémique nulle part, mais elle n'est pas très rare à *Montpellier*, *Marseille* et *Toulon*. En *Asie*, l'*Indoustan*, l'*Indo-Chine*, la *Chine*, la *Perse*, le *Siam* sont les principaux foyers de l'hépatite. A *Bombay*, la proportion des hépatites à l'ensemble des maladies traitées dans les hôpitaux est de 1/25 (pour la population européenne). En *Cochinchine*, au *Tonkin*, ce rapport est de 1/100. Fréquente dans la *Chine du Sud*, et à *Formose*, elle est exceptionnelle au *Japon* et dans la *Chine du Nord*.

En *Afrique*, l'*Algérie* a été considérée à tort comme un foyer de prédilection de l'hépatite ; elle y est beaucoup moins abondante qu'au *Sénégal*. Là il y a presque autant d'hépatites qu'en Indo-Chine, et la maladie y est plus grave. Elle coexiste avec la dysenterie au *Gabon* et dans toutes les *possessions anglaises, allemandes* et *portugaises* de la côte occidentale d'Afrique. Elle est aussi fréquente sur la côte orientale, à *Zanzibar*, à *Madagascar* et dans toutes les îles, la *Réunion, Mayotte*, etc. Enfin le littoral de la *Mer Rouge*, et l'*Égypte* entière sont des foyers endémiques très abondants et très connus. L'*Amérique intertropicale*, le *Mexique*, le *Centre-Amérique*, les *Antilles*, la *Guyane* sont encore des foyers d'abcès du foie.

Plusieurs contrées de l'*Amérique du Sud*, au *Brésil*, au *Chili*, au *Pérou*, n'échappent pas à cette redoutable endémie.

En *Océanie*, les îles et les groupes d'îles où elle sévit sont nombreux. La *Nouvelle-Calédonie*, quoique relativement salubre, est un terrain favorable aux complications hépatiques de la dysenterie. Si l'hépatite se montre parfois dans des pays où la dysenterie n'est pas endémique, c'est que celle-ci y a fait quelque apparition. Enfin, il est des cas exceptionnels d'abcès du foie, qui peuvent naître n'importe où, en dehors des foyers endémiques, mais par suite de causes pathologiques aujourd'hui bien démontrées. C'est ainsi qu'en France, et surtout sur le littoral méditerranéen, on observe d'assez fréquents abcès du foie chez des gens qui n'ont jamais été aux colonies; mais toujours la dysenterie nostras, la fièvre typhoïde, la colite ulcéro-membraneuse, l'appendicite, peuvent être relevées comme causes probables.

B. **Causes hygiéniques et pathologiques.** — On voit

d'après ce que nous venons de dire que nous admettons comme prouvée l'étiologie dysentérique de l'abcès du foie. Il n'y a pas d'autre cause essentielle, tout au plus des causes adjuvantes : la chaleur, la débilitation, l'abus des boissons alcooliques, surtout nocives dans les pays chauds, le paludisme, l'helminthiase, etc., ne sont absolument que des circonstances prédisposantes, entraînant la fragilité du tissu hépatique ; mais la cause positive, univoque, c'est la dysenterie ou tout au moins l'ulcère intestinal.

Nous avons recherché cent fois les traces d'une ancienne dysenterie, sur des sujets morts d'abcès du foie, dont la dysenterie était oubliée ou même niée. *Toujours* nous avons trouvé des ulcérations intestinales anciennes et plus ou moins cicatrisées. Dans les cas européens, toujours la coïncidence d'une fièvre typhoïde ou d'une autre affection intestinale ulcéreuse a pu être établie. De telle sorte que nous admettons comme un axiome qu'il n'y a pas de suppuration hépatique sans ulcération intestinale. (Bien entendu, il ne s'agit ici que des grands abcès tropicaux, ou des similaires).

Le paludisme a été longtemps regardé par plusieurs générations de médecins militaires, comme cause de l'hépatite, de la dysenterie, et même de la diarrhée chronique. Cette vieille hypothèse, qui ne repose que sur des coïncidences, inconstantes d'ailleurs, est encore de temps en temps reprise par quelques écrivains nouveau-venus dans la zone tropicale. C'est pour nous une erreur formelle. Nombreuses sont les régions où le paludisme est nul et où la dysenterie et l'abcès du foie sont endémiques. Telles la Nouvelle-Calédonie, Tahiti, et de nombreuses localités du Brésil, de l'Inde, de l'Égypte, etc. Inversement, les localités paludéennes mais non dysentériques des climats tempérés en France, en Italie, en Hongrie, etc., ne voient ni dysenterie ni hépatite.

Ce n'est pas le lieu de discuter ici cette interminable question du rôle de l'impaludisme dans l'étiologie de toutes les maladies tropicales. Ce rôle est assez riche sans qu'on y ajoute des conséquences imaginaires. Il suffit, pour notre sujet, d'affirmer deux faits : l'abcès du foie se développe en dehors de tout paludisme; il est en rapport constant avec la dysenterie.

C. **Pathogénie**. — Ce rapport est la clef de la pathogénie de l'hépatite suppurée. Si l'ulcère intestinal est indispensable à la genèse de l'abcès du foie, si celui-ci procède d'un infarctus qui se liquéfiera ensuite, il semble naturel d'admettre, comme chaînon intermédiaire à ces deux faits, un transport de produits toxiques ou microbiens de la surface de l'ulcère intestinal vers le tissu hépatique. La même porte en est le chemin tout indiqué. Quant au produit transporté, il consiste évidemment dans les microbes de la suppuration et dans les amibes qui pullulent à la surface des ulcères intestinaux, et qu'on retrouve aussi, soit dans le deliquium de la nécrose hépatique, soit surtout dans la raclure des parois.

Nous ne pouvons ici qu'énoncer cette doctrine, que nous avons déjà soutenue depuis plusieurs années, et qui semble corroborée par toutes les études faites dans ces dernières années sur l'anatomie pathologique et sur la microbiologie tant de l'hépatite que de la dysenterie amibienne, et des autres dysenteries bactériennes.

CHAPITRE III

SYMPTOMATOLOGIE

A. **Variétés et formes cliniques.** — L'hépatite suppurée se présente cliniquement sous des aspects très
variés, soit que le dessin en soit plus ou moins précis,
ce qui permet de décrire des hépatites *type, fruste,
larvée, latente;* soit qu'on l'observe à une période plus
ou moins rapprochée du début, hépatites *aiguë, subaiguë, chronique.*

On voit combien ces tableaux cliniques seraient
difficiles à tracer, si l'on n'étudiait d'abord l'hépatite
type, de beaucoup la plus fréquente, et que l'on peut
observer à chacune de ces périodes évolutives. Les
autres formes pourront alors être exposées en quelques
lignes.

1° HÉPATITE TYPE. — *Période de début.* — L'hépatite
suppurative débute ordinairement au milieu d'une
dysenterie aiguë, ou d'une crise aiguë de dysenterie
chronique, par de la fièvre vive, une douleur de côté à
localisation hépatique, et une tuméfaction du foie. Cet
ensemble de faits écarte d'emblée la simple *congestion
hépatique,* qui n'est pas un temps préalable de l'inflammation suppurative, qui ne peut se transformer en
elle, et relève de concours pathologiques étrangers à
la dysenterie, par exemple le paludisme, l'alcoolisme,

les angéiocholites diverses, etc... Nous ne parlons ici de la congestion que pour la rejeter de notre cadre, nous réservant d'y revenir seulement à propos du diagnostic différentiel.

La fièvre est élevée, continue ou intermittente, avec frisson au début.

La douleur est un point de côté hépatique, accru par la respiration et les mouvements; elle peut être très vive avec élancements, ou plus modérée avec sensation de pesanteur dans tout le côté droit; la pression de la région l'exaspère, et elle s'accompagne souvent d'une irradiation vers l'épaule droite. Il existe parfois un peu de toux sèche et fatigante. Le foie volumineux dépasse quelquefois dès le premier jour ses limites supérieures ou inférieures, et il paraît présenter des variations de volume singulières, en plus ou en moins, si on l'observe à de faibles intervalles de temps.

Il peut arriver que tous ses symptômes aient été modérés et fugaces, et que la fièvre tombant ils disparaissent en deux ou trois jours, une semaine au plus. Il est alors probable que l'embolie microbienne ou amibienne n'a pas été considérable, qu'il n'y a eu que de très petits infarctus, et qu'un travail de résolution a pu se produire dans le tissu hépatique. Dès lors la réaction inflammatoire s'est atténuée sans passer à l'évolution phlegmoneuse, et la guérison est survenue. Mais si, au bout de deux ou trois jours, la fièvre se maintient, si les autres symptômes s'accentuent, l'hépatite est constituée et l'on est entré dans la forme aiguë.

Période aiguë. — La fièvre dans cette forme est en général intermittente, avec frissons, sueurs, et maxima élevés; elle simule assez bien une fièvre paludéenne.

La douleur est continue, très pénible, et accompagnée d'élancements ; les moindres mouvements la rendent intolérable ; elle s'accompagne de dyspnée et d'une toux sèche et fatigante.

Le foie déborde les fausses côtes ; il augmente d'un jour à l'autre, et ne diminue plus.

Cette période peut être assez brève et marcher vers une atténuation dont on s'applaudit, mais qui n'est qu'une guérison temporaire. Car, lorsque l'hépatite suppurative est constituée, il n'y a plus de résolution possible. Mais, en général, ces phénomènes de la période aiguë s'accentuent, durent une ou deux semaines, et aboutissent à l'une des deux situations cliniques suivantes : tantôt l'état du patient s'aggrave ; la fièvre devient subcontinue, et plus élevée ; le pouls est fréquent, petit, irrégulier ; la langue sèche et fuligineuse ; il y a des rêvasseries, du délire, une extrême agitation avec des plaintes continues ; les garde-robes sont fétides et parfois caractéristiques d'une dysenterie gangréneuse. C'est, en résumé, un état typhoïde, où l'intoxication totale procède à la fois des infections hépatique et intestinale, et qui peut emporter le sujet entre la première et la troisième semaine. Cette forme échappe à l'intervention chirurgicale.

Tantôt survient une détente des symptômes généraux et locaux tout à la fois, détente qui marque en quelque sorte que le pus est formé et embarrièré. Elle est tout au moins l'indice que l'économie se défend contre l'infection, sans doute par la condensation d'une couche imperméable autour d'un foyer purulent constitué. Dès lors l'atténuation générale des symptômes prépare le passage de la période aiguë à la période subaiguë et chronique ; mais ce n'est pas sans des *aléas*, des alternatives d'apyrexie et de fièvre, et quelquefois des retours brusques et orageux vers une nouvelle poussée tout aussi aiguë et tout aussi redoutable que la première.

2° HÉPATITE SUBAIGUE. — Elle n'est évidemment que l'atténuation de la forme aiguë, et l'entrée dans la forme chronique ; mais elle constitue, en réalité, la période la plus fréquemment observée en clinique, la mieux étudiée, et la plus justiciable d'un bon traitement chirurgical. Son importance est donc capitale, malgré l'imprécision de ses limites.

La fièvre est atténuée ; elle est intermittente sans dépasser habituellement 38°,5, ou rémittente ou subcontinue. De temps à autre, elle peut présenter une exacerbation de deux ou trois jours de durée, avec menace d'un retour à l'état aigu. La douleur est modérée ; elle consiste plutôt en une gêne, limitant la respiration, et réveillée par les mouvements ou la palpation.

Le développement du foie a pris, au contraire, une importance prédominante à mesure que les autres symptômes se sont amendés. Les dimensions en sont parfois devenues considérables ; il peut descendre dans l'abdomen de plusieurs centimètres au-dessous des côtes ou remonter au-dessus du mamelon, et produire de la dyspnée et une sensation de poids très désagréable.

Il y a de l'anorexie, de la dyspepsie ; souvent la dysenterie est calmée, mais les digestions intestinales sont irrégulières, et marquées, soit de constipation, soit de diarrhée lientérique. Quelquefois, mais exceptionnellement, survient de l'ictère, indice de la compression des grandes voies biliaires. L'amaigrissement se prononce de jour en jour, et le teint terreux, *couleur patate*, s'ajoute tristement à l'aspect souffrant de la physionomie.

3° Hépatite chronique. — Elle peut se présenter d'emblée sous l'aspect qui lui est propre, ou du moins on la constate quelquefois d'emblée sans en avoir observé les périodes aiguës et subaiguës.

La maladie marche très lentement, d'une façon insidieuse et sourde, d'autant plus facile à confondre avec d'autres cachexies tropicales qu'elle est portée par de vieux coloniaux, qui réunissent en eux toute une floraison pathologique, triste privilège des longs séjours dans les climats où l'Européen ne peut faire souche. Le paludisme, la dysenterie chronique, la dyspepsie, et parfois les conséquences de certaines intoxications qu'on évite difficilement, donnent à ces malheureux un ensemble de caractères de déchéance, que plusieurs années passées dans les contrées les plus saines ne réussiront pas toujours à effacer. Au milieu de ces stigmates d'épuisement se cache souvent l'hépatite suppurée chronique. Le médecin avisé, auquel échoit l'inventaire de cette mosaïque pathologique, découvrira l'abcès du foie à deux faits : 1° la fièvre, qui a pris le caractère hectique, qui ne monte pas chaque soir à plus de 38°, qui est même niée par le malade habitué à de plus grands accès ; 2° le volume et la forme du foie, qui est lourd et presque indolent, même à la palpation, mais qui entraîne une déformation du thorax, un écartement des côtes, un œdème de la paroi, qui permettent de localiser l'affection et d'arriver, en coordonnant tous les symptômes et tous les commémoratifs, à de fortes présomptions.

4° Hépatite fruste. — En face des hépatites suppurées que nous venons d'étudier, et qui, aiguës ou chroniques, se montrent avec un appareil symptomatique complet, il faut placer les formes frustes, larvées et latentes, d'un diagnostic beaucoup plus difficile.

Dans l'*hépatite fruste*, les symptômes généraux manquent plus souvent que les symptômes locaux. La tuméfaction du foie existe, mais avec peu de douleur. L'état général est celui d'une anémie banale, teint pâle, amaigrissement, dyspepsie, constipation ou diarrhée ; pas ou presque pas de fièvre. Les signes qui demeurent ici précieux, mais qu'il faut rechercher avec soin, sont le *dépérissement progressif,* la *fébricule vespérale,* et l'*état physique du foie.* Si le clinicien est averti, si les commémoratifs fournissent des présomptions, un ou plusieurs examens répétés avec la plus grande attention, arriveront à dévoiler la véritable nature du mal.

5° HÉPATITE LARVÉE. — C'est celle dont l'évolution est enveloppée par d'autres localisations morbides qui la masquent. Ainsi, une *péritonite* peut remplir la scène clinique ; de même une pleurésie droite, avec point de côté, dyspnée et fièvre ; une dysenterie violente qui absorbera toute l'attention du médecin ; une fièvre typhoïde, même dans quelques cas.

Dans ces derniers cas des erreurs sont excusables, surtout si le praticien, qui a de pareils malades entre les mains, n'est pas exercé à la pathologie des pays chauds. Pour diagnostiquer une hépatite, il faut y penser, et beaucoup d'excellents médecins n'ont pas eu l'esprit ouvert à cette hypothèse.

6° HÉPATITE LATENTE. — Enfin, il est des hépatites dont l'évolution est tellement silencieuse, tellement dépouillée de toute réaction locale et générale, que les hommes qui en sont atteints ne songent pas à consulter un médecin. S'il s'agit de sujets endurants, dont le moral

répugne à se laisser considérer comme malades, ils
mettent sur le compte de la débilitation inévitable des
pays chauds les quelques malaises qu'ils peuvent res-
sentir, et ne veulent ni interrompre leur service, ni
songer à un rapatriement. Il peut arriver, alors, soit
que l'abcès du foie déjà ancien se révèle par une poussée
brusque d'hépatite fébrile, sans laquelle on n'y aurait
pas songé ; soit même qu'après une mort accidentelle,
ou par fait de guerre, on trouve à l'autopsie d'anciennes
poches d'hépatite purulente, que jamais rien n'avait fait
soupçonner. Les auteurs anglais de l'Inde fourmillent
d'anecdotes de ce genre.

B. **Terminaisons**. — Un abcès du foie, une fois constitué, n'est plus susceptible de résolution. Si certaines
hépatites, à évolution suppuratoire douteuse, peuvent
tendre à la résolution, nous regardons le fait comme
impossible pour l'hépatite suppurée d'origine dysentérique. Qui dit suppuration du parenchyme hépatique
dit abcès nécrosique constitué, pouvant à la rigueur
évoluer vers une ouverture spontanée plus ou moins
favorable dans divers organes, ou même à la peau
(chose rare) ; pouvant encore exceptionnellement se
transformer en matière caséeuse à peu près inoffensive;
mais quant à la résolution proprement dite, elle n'existe
pas. Tout malade qui a eu une hépatite aiguë, ramenée
ad integrum par la résolution, n'a pas eu de pus dans
son foie.

   a. La terminaison de beaucoup la plus fréquente est la
mort ; et celle-ci peut survenir de différentes manières :

   1° Quand le travail nécrosique est accompli, il peut y
avoir mort prompte par infection, avant même la collection du pus, au milieu d'un état typhoïde.

2° La mort peut survenir dans la période de formation du pus, période aiguë, phlegmoneuse, avant l'ouverture spontanée ou chirurgicale de l'abcès. L'infection, la fièvre intense, la gangrène hépatique, les hémorrhagies, la dysenterie aiguë, etc..., président à ce dénouement.

3° La mort survient enfin dans la période chronique, soit par suite d'hecticité, avec marasme total, soit à la suite d'une des complications que nous étudierons ci-dessous.

b. La guérison spontanée est très exceptionnelle, mais elle a été positivement démontrée par quelques autopsies ultérieures. En voici le mécanisme : l'abcès s'enkyste ; sa virulence s'atténue ; la partie liquide se résorbant, le pus condensé subit la *transformation caséeuse*, et même quelquefois *crétacée* ; la paroi du kyste s'épaissit et se fronce. Il en résulte une cavité extrêmement réduite, ne contenant plus qu'un caséum inoffensif, et entourée d'une nodosité cicatricielle solide, seul vestige anatomique de l'ancienne collection purulente. Cette transformation, qui constitue peut-être encore pour le foie un *locus minoris resistentiæ*, peut être regardée comme une vraie guérison anatomique. La guérison clinique lui correspond.

c. Enfin, une évolution fréquente de l'abcès du foie, quelle qu'en doive être la terminaison ultérieure, consiste dans l'*ouverture spontanée* après diverses migrations. Celles-ci peuvent aboutir à la mort, et très exceptionnellement à la guérison par ouverture suffisante ; elles peuvent aussi offrir des occasions favorables à une intervention. Ces migrations constituent dans l'histoire de l'abcès hépatique une partie si importante, qu'il y a lieu de leur consacrer un paragraphe spécial.

MIGRATIONS. — *Ouverture directe aux téguments.* —
Elle est exceptionnelle, ce qui n'étonnera personne en
songeant aux conditions anatomiques de la suppuration
hépatique. Sans doute le pus d'un foyer central tend
souvent à se rapprocher de la capsule de Glisson, et
cela par le fait seul de son accroissement. Il n'y a, en
effet, aucune migration intrahépatique du pus vers la
capsule fibreuse; le foyer purulent ne peut se déplacer
dans le tissu du foie comme il le ferait dans un espace
cellulaire, entre des muscles ; mais il s'accroît par processus ulcératif, ou fonte gangréneuse, et vient trouver
une barrière dans la capsule de Glisson. Cette barrière
est très résistante et s'enflamme avec lenteur; de plus
elle ne peut se décoller de la surface hépatique à cause
des travées conjonctives qu'elle envoie dans le foie. Elle
ne laisse pas ainsi le pus fuser vers les parties déclives.

Cependant, refoulée par le pus, elle finit par subir
une subinflammation lente, qui tout d'un coup retentit
sur le péritoine de sa surface. D'où formation d'adhérences entre ce péritoine périhépatique et celui qui
tapisse les parois ou les organes voisins. Cette plaque
d'adhérence précède toujours, sauf dans les cas de rupture suraiguë, la migration de l'abcès en dehors du foie
lui-même. Mais, si l'on se rappelle combien petites sont
les surfaces de contact entre le foie et les parois thoraco-
abdominales, on comprendra que l'abcès doit trouver
bien plus facilement une issue dans la plèvre ou le péritoine que dans les tissus sous-cutanés. Cependant, quand
les diverses surfaces séreuses se sont agglutinées, que
l'œdème précurseur de l'infiltration purulente a envahi
la paroi thoracique, on pourrait, si l'intervention n'était
pas jugée urgente, voir se produire une ouverture spontanée à la peau. Ce serait au prix de grands dangers

courus, et de grands délabrements accomplis. Le plus souvent la peau se sphacèle, les caries costales sont inévitables, la pleurésie, la péritonite ont compliqué la situation, et le marasme est extrême en raison des longueurs d'une pareille évolution. L'opération est cent fois plus économique.

Les migrations spontanées peuvent être divisées en *sus* et *sous-diaphragmatiques*.

MIGRATIONS SUS-DIAPHRAGMATIQUES. — *a*. On a cité des ouvertures d'abcès du foie dans le *péricarde* (abcès du lobe gauche) ; mais les cas publiés ne sont guère que des trouvailles d'autopsie. Il est évident que le diagnostic en est très difficile. Cependant, si l'on avait acquis la notion préalable d'un abcès du lobe gauche, avec douleur épigastrique, point scapulalgique gauche, douleur et effacement de la sonorité de l'espace de Traube ; si des phénomènes d'anxiété, d'angoisse, et des frottements péricardiques avaient éveillé l'attention d'un observateur sagace, il ne serait pas impossible de fixer le diagnostic de cette redoutable complication, et d'en déduire une indication chirurgicale d'extrême urgence.

L'issue du pus dans la *plèvre* est assez fréquente, mais moins que celle dans le *poumon*. Sur 24 migrations thoraciques, nous avons vu le pus 21 fois se faire jour dans les bronches, et 3 fois dans la plèvre.

b. Lorsque l'inflammation adhésive d'un abcès de la face convexe a atteint le diaphragme, celui-ci tend à s'ulcérer, et le pus peut être promptement versé dans la cavité pleurale. Mais c'est la base *du poumon* droit qui offre la surface la plus exposée parce qu'elle est en quelque sorte excavée pour recouvrir la forme convexe du foie, coiffé du diaphragme. Sur ces grandes surfaces séreuses l'inflammation adhésive produit rapidement ses résultats ordinaires ; elle sonde les deux feuillets diaphragmatique et pulmonaire de la plèvre, et atteint la base du poumon sans avoir laissé à la cavité pleurale le temps de se développer en sécrétant du liquide ; en fait, le pus n'a traversé que des espaces comblés jusqu'à ce qu'il ait rencontré les bronches. Les signes cliniques de cette migration pulmonaire sont ordinairement très nets quand on assiste à son évolution. Il s'agit, en général, d'un abcès haut placé, qui a porté la matité hépatique jusqu'au mamelon. Le point de côté hépatique avec respiration courte et douloureuse, la toux spéciale, la douleur en bretelle, le point névralgique plus ou moins aigu dans la fosse sus-épineuse, douleur liée à l'envahissement du diaphragme, la poussée fébrile augmentée doivent mettre en garde contre une migration thoracique. En même temps le malade expulse quelques crachats hémoptoïques, et l'auscultation peut révéler un petit foyer pneumonique. Cet état dure quelques heures seulement, un jour ou deux tout au plus. Tout à coup, au milieu d'un accès de toux sèche et de dyspnée plus pénible, le malade sent monter à sa gorge un liquide chaud, et il évacue une quantité importante de pus hépatique bien caractérisé, mêlé parfois à une certaine quantité de sang. Il n'est pas rare de voir plus de 500 grammes de pus chocolat évacué d'un coup, et la vomique se renouveler deux ou trois fois par jour. Cette succession de faits très rapides est tout à fait caractéristique si le diagnostic d'abcès du foie a été préalablement établi. Presque aussitôt la température tombe, la douleur s'atténue, et le danger paraît conjuré. Mais le malade reste très faible, et en général il n'en est pas quitte avec une seule crise. Les accès de suffocation

reviennent avec les vomiques après un ou deux jours
de repos, et parfois de vraies hémoptysies les accompagnent. La mort est très fréquente, et parfois très
rapide. Dans des cas plus heureux, les vomiques dimi-
nuent et l'expulsion se fait d'une façon périodique et
moins orageuse ; on a alors le temps d'agir chirurgicalement.

Quelquefois enfin quelques vomiques ont suffi à débarrasser le foie, et l'évacuation est suffisante ; l'abcès est
guéri. C'est là une terminaison aussi rare que bienfai-
sante.

Si l'on n'a pas assisté à l'évolution de ces faits, et que
l'on se trouve en présence d'une vieille fistule hépato-
pulmonaire, le diagnostic peut être beaucoup plus difficile. L'histoire de la maladie est toujours très démonstrative ; mais elle peut avoir été mal observée. Si l'hépatite a évolué tardivement après la rentrée en Europe,
elle a pu échapper à la surveillance d'un médecin exercé
et le malade est alors regardé comme atteint d'un abcès
pulmonaire de cause inconnue. Souvent même on le
considère comme un phtisique atteint de cavernes. Sans
doute, le diagnostic différentiel entre une caverne pulmonaire et un abcès d'origine hépatique n'est pas très
difficile à poser, mais il faut y penser, et si les commémoratifs ne viennent pas en aide au médecin, l'erreur
sera souvent commise.

L'examen des organes est important. L'abcès d'origine hépatique est situé à la base et non au sommet
comme une caverne tuberculeuse. Le parenchyme pulmonaire reste sain par ailleurs, tandis que dans la tuberculose la caverne ne constitue pas à elle seule toute la
lésion.

L'abcès hépatique donne souvent lieu à des vomiques

intermittentes, inégales, entrecoupées de périodes où l'expectoration est presque nulle. La caverne tuberculeuse produit des crachats nummulaires caractéristiques. Cependant, dans des cas très anciens de fistule hépato-pulmonaire, l'évacuation perd ce caractère intermittent, parce que la lésion peut être réduite à une cheminée qui ne donne pas beaucoup de produit. Le pus devient alors presque blanc ou grisâtre ; il n'a plus le caractère de fonte hépatique. Enfin l'examen du pus pourra donner, quelquefois, mais non toujours, des renseignements décisifs. Il doit être fait aux laboratoires d'histologie, de bactériologie et de chimie. Y a-t-il des bacilles de Koch ? la tuberculose est en jeu. Y trouve-t-on des cellules hépatiques, de la bile ? l'origine hépatique est démontrée.

Mais souvent on n'y peut relever aucun caractère pathognomonique, et c'est alors l'ensemble des signes, l'étude des organes et surtout l'analyse des commémoratifs qui permettent de fixer le diagnostic.

Enfin, une récente communication à la Société de Chirurgie vient encore de compliquer la question. On y a décrit des abcès pulmonaires d'origine dysentérique qui n'auraient pas été précédés de suppuration hépatique. Ces faits seraient très intéressants au point de vue pathogénique, parce que, sans contredire notre théorie de l'absorption des produits microbiens à la surface de l'ulcère intestinal, ils forceraient à admettre une voie de transport autre que celle de la veine porte. D'ailleurs, des abcès semblables ont été signalés dans le cerveau et la rate. Mais les observations, rares d'ailleurs, sont encore peu convaincantes. Il n'est pas impossible qu'un abcès de foie méconnu ait précédé d'abcès pulmonaire et nous avons trouvé dans des autopsies (voyez fig. 1) des abcès pulmonaires parfaitement isolés, reliquats

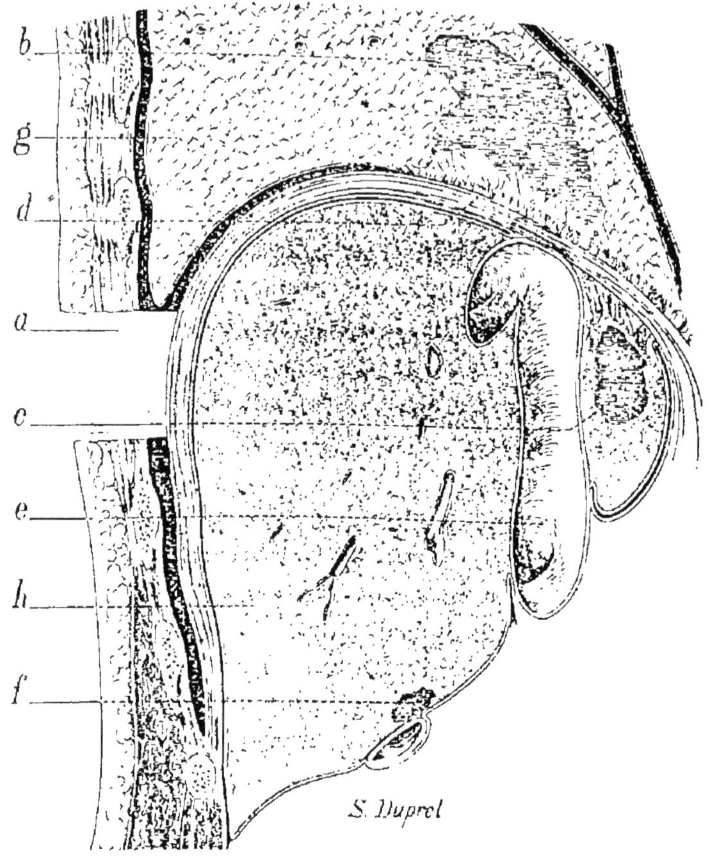

Fig. 1.

Migration pulmonaire ancienne.

a, brèche d'exploration sus-diaphragmatique. — *b*, abcès du poumon devenu indépendant. — *c*, abcès du lobe de Spigel. — *d*, adhérence de migration ancienne. — *e*, veine cave. — *f*, deuxième abcès près de la vésicule biliaire. — *g*, poumon. — *h*, foie.

d'anciennes migrations hépatiques bien cicatrisées[1].

---

[1] *Société de chirurgie*, 5 février 1908. MARION, TUFFIER, etc.

c. Ouverture dans la plèvre. — Certains abcès, au lieu de se faire jour dans l'arbre bronchique, viennent se verser dans la plèvre par des trajets plus ou moins directs. On peut distinguer anatomiquement les cas suivants :

1° Le pus, après avoir ulcéré le poumon, pénètre dans la plèvre sans avoir été évacué par les bronches. Il semble extraordinaire qu'une cheminée ait pu être pratiquée à travers le poumon, sans ulcérer aucune bronche. Mais le fait a été nettement constaté dans des autopsies, notamment dans un cas de Loison et Arnaud[1].

2° L'abcès, qui s'est déjà frayé un passage par les bronches, peut secondairement pénétrer dans la plèvre ; il en résulte une fistule double : hépato-bronchique d'une part et pleuro-bronchique d'autre part. Les lésions sont alors très graves et très complexes ; l'infection est profonde, et ce n'est que par un diagnostic rapide, et de larges interventions, que l'on peut sauver de pareils malades. Nous avons suivi et publié antérieurement plusieurs cas de ces *hépato-pyo-pneumo-thorax* (traité cit. p. 336).

3° Le pus peut encore arriver dans la plèvre en se frayant une voie tortueuse à travers le *médiastin*, ainsi que nous l'avons constaté dans une autopsie unique.

4° Enfin, le pus peut faire irruption dans la *plèvre* directement, soit que le diaphragme s'ulcère au niveau du sinus costo-diaphragmatique, là où il n'y a pas de poumon ; soit que, sous la base du poumon, l'inflammation adhésive n'ait pas eu le temps de se former avant l'apparition du pus.

Si l'on peut assister à l'évolution de ces accidents, on

---

[1] In *Rev. de médecine,* novembre 1892.

sera frappé par un tableau clinique bien caractéristique et toujours semblable. Chez un malade atteint ou soup-

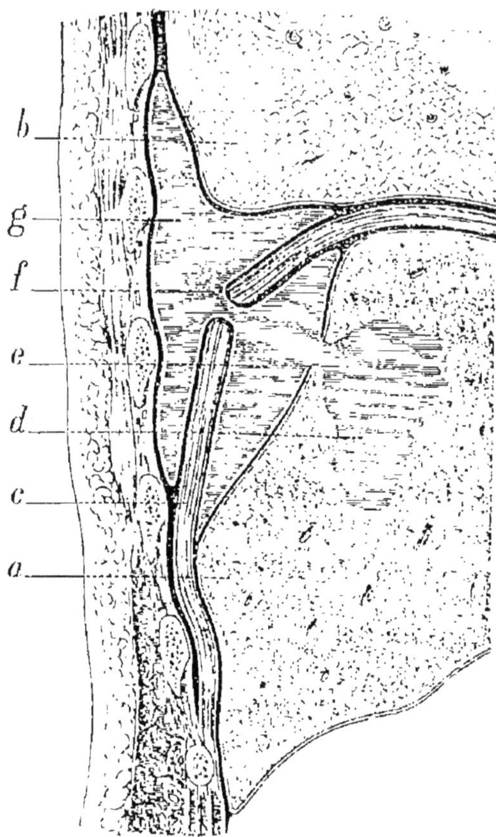

Fig. 2.

Abcès hépatique avec poche sous-diaphragmatique
et ouverture dans la plèvre.

a, foie. — *b*, poumon. — *c*, diaphragme. — *d*, abcès dans le foie. — *e*, poche sous-diaphragmatique. — *f*, perforation du diaphragme. — *g*, poche pleurale enkystée.

çonné d'abcès du foie, avec élévation de la voûte hépatique, mais au milieu de symptômes modérés, il se produit tout d’un coup au côté droit une douleur très aiguë. Le malaise est extrême, la température s’abaisse brusquement et la dyspnée est subite et intense. En examinant le thorax, on s’aperçoit que la matité s’est élevée de plusieurs travers de doigt. En même temps elle a pris la forme pleurale, la ligne supérieure étant horizontale et non convexe en haut, en allant du rachis au sternum. La limite inférieure du foie peut être remontée. Tous les signes de l’épanchement pleural sont manifestes : œgophonie, souffle, abolition des vibrations, etc... L’œdème de la paroi est rapidement établi. Si l’on pratique une ponction aspiratrice, on peut retirer d’emblée un litre et même plus de pus chocolat, de nature nettement hépatique. Cette migration pleurale est extrêmement grave, et le plus souvent la mort est prompte.

Si cet état se prolonge quelque peu, et que le chirurgien n’ait pas assisté à l’évolution du mal, il peut être très embarrassé et confondre le pyothorax par irruption directe, avec l’épanchement par propagation de voisinage. Celui-ci résulte d’une complication, et non d’une migration ; il est plus limité, plus silencieux, progressif et moins rapidement funeste. Il peut exister assez longtemps sans être aperçu. Cette allure chronique, et l’absence de tout accident tapageur, feront penser qu’il n’y a que pleurésie de voisinage. La ponction pleurale donnera soit du liquide séreux, soit du pus clair, blanc ou café au lait, mais pas de liquide chocolat.

MIGRATIONS SOUS-DIAPHRAGMATIQUES OU ABDOMINALES. — Elles se font dans le péritoine, dans le tube digestif, dans les voies biliaires, dans la rate, dans les gros vaisseaux.

1° *Dans le péritoine*, l'irruption du pus hépatique est fréquente malgré les barrières que les adhérences lui opposent souvent. La perforation de la capsule de Glisson peut être très rapide, et devancer la formation des adhérences entre le péritoine hépatique et celui des organes voisins. Parfois une mortification en masse de la paroi superficielle de l'abcès lui ouvre une large brèche en plein péritoine. D'autres fois, il peut y avoir rupture traumatique d'un abcès du foie par une chute de cheval, un éternuement, un effort de défécation.

Dans tous ces cas il se produit une *péritonite généralisée* suraiguë et rapidement mortelle.

Les signes sont ceux d'une perforation intestinale : vomissements, douleurs abdominales atroces, froid, anxiété, pouls misérable, ascite, ventre tendu... D'ailleurs ces faits sont rares : plus souvent, l'ouverture de l'abcès se fait lentement par une fissure ou des pertuis situés au milieu des plaques d'adhérences, et la migration du pus, toujours limitée par des formations adhésives successives, aboutit à une *péritonite enkystée*. La fissure de communication s'agrandit et s'arrondit, quand la poche appliquée à la surface du foie est bien organisée. Celle-ci, d'abord assez plate et sessile, s'allonge suivant les lois de la pesanteur, et gagne assez rapidement les parties déclives comme tout abcès intra-abdominal. Le plus souvent cet abcès migrateur se colle à une paroi, contre le psoas en arrière, ou contre la paroi antérieure; il se collecte dans la région ombilicale ou dans les fosses iliaques. Nous avons vu dans une autopsie un long trajet purulent partant du lobe de Spigel où existait un abcès ouvert dans le péritoine, et descendant contre la paroi abdominale, jusqu'à la branche horizontale du pubis gauche (fig. 3). Ce trajet

formait un cylindre régulier, gros comme le pouce, à
paroi dense et contenant un pus grisâtre épais ; le reste
du péritoine était parfaitement sain.

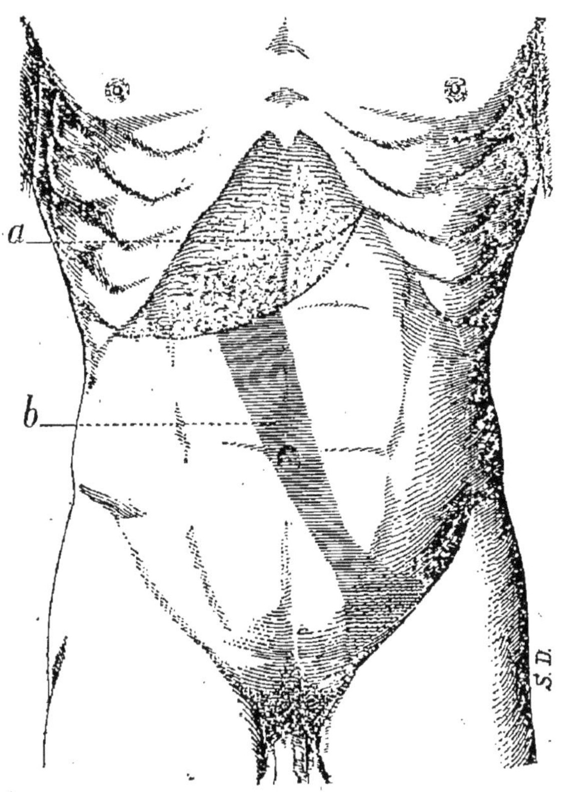

Fig. 3.
Migration abdominale.

a, voussure hépatique. — b, abcès migrateur descendant jusqu'à la fosse
iliaque gauche.

Le diagnostic de ces péritonites locales n'est pas très
difficile, mais il faut souvent beaucoup de perspicacité
pour les rattacher à un abcès hépatique. Le pronostic
est incertain, cette forme de péritonite, par sa chroni-

cité, permettant toutes les tentatives chirurgicales d'une part, et d'autre part menaçant le malade de toutes les complications possibles.

2° L'ouverture dans le *tube digestif* est une des plus fréquentes, et des moins défavorables parmi les migrations de l'abcès du foie. Elle exige la formation préalable d'adhérences entre le péritoine hépatique et une portion voisine du tube digestif. Mais celles-ci se bornent le plus souvent à quelques néo-membranes, limitées autour du point perforé, et qui, n'ayant par elles-mêmes aucun retentissement sur l'état général, ont échappé à l'attention du clinicien. L'abcès s'ouvre le plus souvent dans le *côlon transverse*. On voit alors au milieu de vives souffrances se faire des évacuations abondantes de pus hépatique par les garde-robes. Ces évacuations s'accompagnent de coliques, malaises profonds, frissons et froid, puis fièvre et grande faiblesse. Elles peuvent se répéter à plusieurs reprises par crises espacées, ou bien continuer sans s'interrompre et mener rapidement le malade au collapsus. Quelquefois heureusement le malade reprend le dessus, et après des oscillations et des rechutes il finit par guérir.

Dans d'autres cas, l'évacuation du pus par l'intestin s'arrête absolument, et l'abcès du foie reprend sa marche propre, sans intéresser davantage le tube digestif. Dans une autopsie d'un homme qui avait quelques jours auparavant présenté des évacuations alvines caractéristiques, nous trouvâmes l'intestin détaché du foie, et déjà cicatrisé, portant à peine une trace de la perforation temporaire qu'il avait subie.

Du côté du foie, un abcès reformé et couvert de fausses membranes bombait à la face concave, prêt à se rompre dans le péritoine.

Dans les évacuations par cette voie, il faut songer d'abord au côlon transverse, mais il n'est pas toujours possible de préciser si l'ouverture s'est faite en ce point ou dans toute autre région de l'intestin. Le *duodénum* paraît aussi fort exposé à recevoir cette migration. La situation de la voussure dans le creux épigastrique, le caractère purulent moins net des déjections, font penser que la perforation a pu intéresser une partie élevée du tube digestif. Enfin, on pourra diagnostiquer une ouverture dans l'*estomac* par les douleurs spéciales, les hoquets, le tympanisme brusque de la voussure, et les vomissements caractéristiques.

Si un abcès du foie émigré par le tube digestif est ouvert chirurgicalement, ou seulement ponctionné, on trouve habituellement, dans le pus de la cavité hépatique, un mélange de matières intestinales et de gaz qui révèle de suite la perforation.

Toutes ces migrations sont redoutables ; elles sont d'autant moins défavorables qu'elles s'accomplissent par un point plus inférieur du tube digestif.

L'évacuation par les *voies biliaires* est rare, et d'un diagnostic difficile. Elle peut se faire, comme on en a rapporté quelques exemples, par l'ulcération d'un canal biliaire important qui devient alors le vecteur du pus jusqu'à l'ampoule de Vater ; ou bien par la perforation directe de la vésicule biliaire, dans laquelle se verse l'abcès. On a signalé alors de véritables crises de coliques hépatiques, par distension de la vésicule, et l'expulsion par vomissement d'un pus mélangé de bile.

La migration vers les *voies urinaires* est plus intéressante et comporte plus d'indications pratiques. Le contact du *rein droit* avec le foie au niveau d'une fossette déprimée que celui-ci présente pour le recevoir, rend possible cette évacuation. Cependant on voit aussi dans des autopsies le foie tuméfié par une hépatite s'appuyer sur le *rein gauche*, et ce nouveau rapport permet l'évacuation d'un abcès par le côté gauche. Il y aurait lieu de faire par les procédés actuels l'examen des urines divisé, avant d'affirmer quel rein en est cause.

L'ouverture d'un abcès du foie dans le rein comporte deux degrés :

a. Le pus produit, en atteignant le rein, une ulcération plus ou moins profonde de sa surface, mais sans pénétration proprement dite. Alors il n'y a pas de pus dans les urines ; il peut y avoir péritonite profonde ou phlegmon périnéphrétique.

b. Le pus s'est fait jour dans le bassinet, et par là jusqu'au dehors, mélangé aux urines.

La première catégorie est surtout une démonstration d'autopsie, sauf quand il y a phlegmon périnéphrétique. La seconde variété, plus rare, a été relevée par BERTRAND dans une très intéressante observation[1]. L'urine examinée avec soin contenait du pigment biliaire et du pus. L'œdème avait gagné la région lombaire, et une opération pratiquée à propos avait permis de trouver et de curetter un abcès situé au-dessus du rein. La guérison s'ensuivit.

Un autre fait encore plus intéressant a été rapporté par nous en 1898[2].

La symptomatologie de cette migration réside dans les douleurs rénales, les accès de colique nephrétique,

---

[1] BERTRAND. Relevé statistique. *Revue de chirurgie*, août 1890.

[2] FONTAN. Migrations néphrétiques. *Revue de gynécologie et chirurgie abdominale*, juin 1898.

la pollakiurie et la présence du pus, du sang et de la bile dans les urines. C'est une complication grave, mais justiciable d'une bonne intervention chirurgicale.

On a signalé de temps en temps quelques autres migrations exceptionnelles : l'ulcération de la *rate* par un abcès du lobe gauche ; l'ouverture de l'abcès dans la *veine cave*, dans la *veine porte*, dans l'*artère duodénale*. Ce sont là des trouvailles d'autopsie sur lesquelles nous ne pouvons nous arrêter plus longtemps.

C. **Complications**. — Les complications peuvent être présentées dans le tableau suivant :

A. COMPLICATIONS HÉPATIQUES :

> Hémorrhagies ;
> Gangrène ;
> Thromboses.

B. COMPLICATIONS PARIÉTALES :

> Carie costale ;
> OEdème ;
> Phlegmon.

C. COMPLICATIONS THORACIQUES :

> Pleurésie ;
> Pneumonie ;
> Péricardite.

D. COMPLICATION ABDOMINALE :

> Péritonite.

Chacune d'elles ne demande que quelques mots de développement.

1° L'*hémorrhagie* dans la cavité d'un abcès du foie non incisé est rare. Cependant, après une mort subite en collapsus chez un malade atteint d'hépatite, nous avons trouvé le sac d'un énorme abcès rempli de caillots.

2° Quand on opère un abcès du foie à la période phlegmoneuse, on ramène constamment dans le curettage de l'abcès des franges sphacéliques, véritables débris du tissu hépatique, qui n'a pu encore réaliser le deliquium complet. Ceci n'est pas une *gangrène* de complication, car c'est le processus même de l'abcès nécrosique qui s'accuse par ses vestiges non liquéfiés. Mais dans les cas graves, il se surajoute parfois des gangrènes brutales et massives causées par la thrombose de quelque grosse veine. Chez le vivant cet accident ne peut s'exprimer que par une aggravation générale de l'état typhoïde, température élevée, délire, etc. ; pendant l'opération, si l'on peut encore agir, on trouve une odeur spéciale du pus et un aspect putrilagineux qui est constitué par une couche mollasse de tissu grisâtre, spongieux, et non saignant. Sur le cadavre on se rend compte que cette partie grisâtre ou verdâtre est épaisse, irrégulière, parfois étendue à une grande portion du foie, et se sépare du tissu sain par une ligne de démarcation lie de vin ou noire.

Dans ce terrain exsangue les *thromboses* sont manifestes. Le pronostic est presque constamment fatal.

3° La *carie costale* a été observée par CHAUVEL surtout dans les abcès du foie ouverts spontanément à l'extérieur. Elle peut se produire aussi à la longue dans les abcès ouverts chirurgicalement, mais qu'un procédé insuffisant a laissé s'éterniser sous forme de fistule thoracique. Enfin, elle se rencontre aussi avant toute ouverture au milieu des manifestations d'œdème et de phlegmon de la paroi.

4° L'*œdème* et le *phlegmon* sont des signes que l'abcès a marché vers la surface et atteint les insertions du diaphragme. Ils peuvent aussi succéder à une complication pleurale ou même péritonéale. Ils peuvent enfin s'étendre à la région néphrétique. Ce sont toujours des indices d'un abcès envahissant qui exige une intervention immédiate.

5° Les complications pleurales sont intéressantes et variées :

a. Tantôt la proéminence d'un abcès à la face convexe entraîne une pleurésie sèche du côté droit, qui est naturellement toujours précédée par la péritonite adhésive sous-diaphragmatique au point correspondant. Cette pleurésie sèche, diaphragmatique d'abord, costale ensuite, a pour effet l'oblitération du sinus pleural ; elle a un rôle utile dans l'aboutissement de l'abcès, soit qu'il passe de lui-même à travers ses adhérences et se fasse jour à la peau, éventualité plus théorique que réelle ; soit que le chirurgien y trouve une voie protégée pour ouvrir un passage au pus, sans infecter le reste de la cavité pleurale.

b. Tantôt il se fait dans la plèvre un épanchement séreux, d'origine inflammatoire, mélangé de fausses membranes. Cet épanchement reste rarement clair et citrin ; la purulence s'y établit peu à peu, et quelquefois d'emblée. Cela ne doit pas surprendre si l'on pense à l'infection pyogénique qui en est la cause.

Cet épanchement doit faire l'objet d'un examen attentif pour le diagnostic, car il pourrait être confondu avec celui d'une pleurésie idiopathique qui ferait méconnaître l'abcès du foie.

Il faut remarquer que dans le cas qui nous occupe la pleurésie est un accident secondaire, même tardif, qui survient comme complication avec point de côté et poussée fébrile au milieu de l'évolution d'une hépatite qui aura dû être antérieurement constatée.

Il ne faut pas non plus confondre la pleurésie suppurée compliquant l'hépatite avec celle qui est produite par l'irruption d'un abcès ouvert dans la plèvre. La pleurésie de voisinage s'institue avec plus de lenteur, moins de douleur, moins de fièvre. Celle par irruption de l'abcès est absolument soudaine, très douloureuse, très angoissante, avec refroidissement d'abord et fièvre vive ensuite. Enfin, dans la première, le pus est séreux ; dans l'autre, il est hépatique, chocolat, ou au moins grumeleux et café au lait foncé. La pleurésie de voisinage est moins immédiatement grave que celle par irruption qui peut entraîner la mort en quelques heures. Toutes deux fournissent des indications urgentes d'intervention.

6° La *pneumonie* est ordinairement réduite à la base du poumon droit et indique souvent la marche d'un abcès du foie à tendance thoracique. Mais elle peut aussi être observée en dehors de cette migration et s'élever alors plus ou moins haut. C'est alors une véritable pneumonie lobaire, fibrineuse, et elle aggrave sérieusement le pronostic. Toutefois, dans cette forme, elle est rare et l'on n'observe guère d'atteinte du poumon en dehors de deux cas : début d'une migration pulmonaire ou simple état de congestion fréquente dans les abcès de la convexité. Cet état ressemble assez à la congestion hypostatique de certaines autres maladies et il paraît n'être qu'un trouble de circulation passif, dû au tassement mécanique de l'organe.

7° La *péricardite sèche* et l'*hydropéricarde* ont été signalés et se rencontrent assez souvent dans les autopsies.

Ils sont liés à des états marastiques et infectieux anciens, plutôt qu'au voisinage d'un abcès.

8° L'*inflammation péritonéale* provoquée par la suppuration du foie, qu'elle soit diffuse ou circonscrite, est presque toujours amenée par la chute du pus dans la cavité péritonéale : ce sont alors des migrations. Quelquefois cependant le pus se forme dans le péritoine au voisinage de la glande et s'y enkyste, sans qu'il y ait de communication entre le foyer de péritonite et l'abcès du parenchyme. C'est sans doute une infection microbienne de voisinage, transportée par les voies sanguines ou lymphatiques. Cette périhépatite suppurée ajoute peu aux symptômes de l'hépatite qu'elle recouvre, si bien qu'elle peut demeurer méconnue. Elle fait corps avec le foie et on l'incise souvent en croyant ouvrir un abcès du foie proprement dit. Mais la nature du pus, qui est blanc et parfois séreux, doit éclairer le chirurgien, car il serait exposé à ne faire qu'une opération très incomplète, s'il ne cherchait pas l'état du foie lui-même. En général, il trouvera un abcès dans le foie au niveau même de la partie enflammée et ulcérée qui fait le fond de la poche péritonéale suppurée. Le plus souvent un pus hépatique très différent du pus péritonéal se rencontrera sous une mince couche de foie enflammé.

9° Quelques auteurs ont regardé la *dysenterie* comme une complication de l'hépatite suppurée. C'est une erreur, l'ulcération intestinale étant toujours la condition morbide initiale. Il a pu arriver seulement que, dans la rapidité du processus, les deux manifestations aient eu une évolution en apparence simultanée.

Mais il est vrai aussi que l'abcès du foie créant un état général mauvais, avec fièvre et épuisement, et donnant lieu d'autre part à une insuffisance hépatique positive, favorise et accroît les troubles digestifs, amène la lientérie et même des rechutes dysentériques caractérisées. Souvent alors la terminaison favorable d'un abcès du foie par opération supprime instantanément les troubles intestinaux ou au moins permet la restauration très rapide des fonctions digestives ; si bien que du jour au lendemain un dysentérique n'a plus besoin d'être traité comme tel : il a suffi de le débarrasser de son abcès du foie.

CHAPITRE IV

DIAGNOSTIC. — PRONOSTIC

Analyse des symptômes. — Le diagnostic devant être basé sur l'appréciation rigoureuse des symptômes, il y a lieu d'en faire l'étude analytique et minutieuse.

1° Habitus extérieur. — L'aspect général d'un malade atteint d'*hépatite aiguë* est celui d'une *pleuro-pneumonie droite* avec fièvre : le facies est vultueux, l'expression souffrante, la respiration courte, rapide et douloureuse ; l'attitude est celle de quelqu'un qui souffre du côté droit. Le sujet se couche sur le côté malade quand le foie est très gros, parce que cette position favorise l'ampliation respiratoire du thorax gauche ; il se couche sur le côté gauche quand la douleur droite est très vive et la respiration encore suffisante de ce côté, le foie n'étant pas énorme. Mais, si le foie se développe surtout du côté abdominal, le décubitus est dorsal avec membres inférieurs fléchis. Comme on le voit, ces attitudes n'ont rien de bien spécial, mais elles peuvent être interprétées par des considérations intéressantes.

S'il s'agit d'un *hépatique chronique*, l'habitus est celui d'un *cachectique paludéen*, d'un *dysentérique*, ou tout au moins d'un *anémique* tropical. L'amaigrissement est commun à tous ces malades. Le teint *blanc mal*, que SACHS a comparé à de la *cire pas tout à fait blanche*, n'est pas particulier aux hépatiques. La *pâleur ictérique* de DUTROULAU est une mauvaise expression. Nous ne voulons pas imposer non plus le mot de *teinte patate*, que nous employons quelquefois familièrement, mais qui convient aussi à d'autres cachexies coloniales. L'*ictère* n'est pas un symptôme d'abcès du foie ; mais il apparaît comme signe de certaines complications ou de certaines connexions particulières de l'abcès. Il nous est arrivé, chez un malade déjà opéré d'un abcès du foie, de diagnostiquer, par un ictère qui venait d'apparaître, le développement d'un second abcès siégeant dans la région du canal hépatique.

2° FOIE. — *Aspect physique*. — L'*augmentation de volume* du foie est le fait prédominant ; elle existe dès le début, s'accroît graduellement, et peut atteindre plus ou moins vite des proportions considérables. Cette tuméfaction est *continue, sans rémission, sans fluctuation*, tandis que le gonflement hépatique de certaines maladies (*congestion simple, angéiocholites diverses, paludisme*, etc.) peut subir des alternatives de réduction et d'accroissement prononcées et rapides.

L'augmentation de volume existe dans tous les sens, mais on l'apprécie surtout dans le diamètre vertical.

Nous rappelons que les dimensions et la forme du foie varient facilement d'un sujet à l'autre, et il ne peut pas être question, ici, d'étudier toutes ces variations qui ont fixé souvent l'attention des auteurs spéciaux. Qu'on se rappelle seulement que, chez un homme de vingt à quarante ans, et de taille moyenne, le foie mesure en général de 9 à 11 centimètres de hauteur sur la ligne mamillaire, autant sur la ligne axillaire, et de

5 à 8 centimètres sur la ligne parasternale droite. Le bord supérieur confine à la sixième côte sur la ligne mamillaire, et c'est là son point le plus élevé. Il est légèrement convexe, et s'abaisse sensiblement de ce point sous-mamillaire vers le bord du sternum. En le suivant en arrière, on le trouve d'abord horizontal, puis légèrement incliné en bas quand on approche du rachis. Cette limite supérieure est très fixe.

La limite inférieure l'est beaucoup moins. Elle est réputée coïncider avec le bord du thorax. Mais rien n'est moins constant. La forme du thorax, son amplitude, la courbure des dernières côtes, varient beaucoup d'un sujet à l'autre. Les tailles longues et les tailles courtes, les ventres creux ou distendus, les irrégularités de forme du sternum et de l'appendice xiphoïde, sans parler des déformations produites par le corset, changent à chaque instant les rapports du bord costal avec le bord du foie.

On peut regarder comme une moyenne que le bord hépatique (vésicule biliaire) correspond à l'insertion de la dixième côte sur la pièce cartilagineuse commune, et que la portion du foie qui est en dedans de ce point déborde le thorax, tandis que celle qui se trouve en dehors et en arrière est recouverte par lui. Il est habituel de trouver que le foie déborde la pièce cartilagineuse commune de 2 à 3 centimètres, et sur la ligne médiane descend à 3 ou 4 centimètres de l'appendice xiphoïde.

D'ailleurs, sous la ligne blanche, il remonte en s'arrondissant de façon à disparaître sous le thorax à 3 ou 4 centimètres à gauche de l'appendice. Plus haut sa limite gauche se confond avec celle du cœur.

Ces données étant succinctement rappelées, comment

3.

faut-il procéder à la mensuration de l'organe? D'abord par la *percussion*.

On a quelquefois conseillé de pratiquer la percussion hépatique sur l'homme debout. C'est là une recherche d'anatomiste qui n'a pas grand intérêt dans l'examen d'un malade ; nous conseillons la percussion sur le sujet couché, et toutes les mesures indiquées sont rapportées à cette attitude.

La percussion commence par la partie supérieure en procédant de la région pulmonaire ou sonore à la région hépatique ou mate. Il y a une zone de submatité, qui correspond à la partie du sinus pleural, dans laquelle une lame de poumon s'interpose entre le diaphragme et la paroi thoracique. Cette zone mesure de 2 à 5 centimètres de hauteur suivant les sujets et l'état du mouvement respiratoire. Cette mensuration n'a guère d'importance, car nous comptons comme comprise dans le foie toute la zone qui n'est pas franchement sonore. Nous avons l'habitude de dire à nos élèves : *Tout ce qui est submat est foie.*

La limite supérieure sera ainsi repérée avec soin et marquée au crayon dermographique. Si cette ligne est concave au lieu d'avoir la convexité supérieure que nous avons indiquée, elle n'indique pas la limite propre du foie, mais bien un état pulmonaire, et plus souvent pleural, qu'il faut avant tout déterminer. Si elle est demeurée convexe, elle représente bien la limite hépatique.

Les doigts percuteurs descendent alors rapidement sur toute la partie mate de la base du thorax, et, quand ils arrivent à son bord, on recommence à entendre une submatité, quelquefois même une sonorité due au voisinage du côlon et de l'estomac. Mais ici la couche qui donne des vibrations sonores n'est pas interposée entre le foie et la paroi ; elle est, au contraire, sous-jacente au foie qui s'étale en lame mince plus ou moins bas. Une *percussion* légère et superficielle permettra de reconnaître ce bord inférieur parfois difficile à fixer. La percussion devra être reprise plusieurs fois séance tenante et après avoir été pratiquée du plein vers le vide, c'est-à-dire de haut en bas, il faudra la recommencer de bas en haut, du vide vers le plein. C'est ce dernier procédé qui est de beaucoup le meilleur et en le répétant plusieurs fois, avec des percussions plus ou moins profondes, on arrivera sûrement à tracer cette limite inférieure presque aussi précisément que la supérieure.

La percussion de cette région inférieure peut encore donner des renseignements sur l'épaisseur de la lame hépatique qui recouvre le côlon. Quand la sonorité y est bien éteinte, c'est que le bord est épaissi, et, par suite, qu'il y a accroissement sérieux du volume de l'organe.

La percussion doit se faire suivant quatre lignes verticales qui sont : la parasternale droite, la mamillaire, l'axillaire antérieure (ligne abaissée du bord antérieur de l'aisselle), l'axillaire postérieure (ligne abaissée du bord postérieur de l'aisselle) (fig. 4 et 5).

Elle doit aussi se faire en travers, en suivant le bord inférieur du foie jusqu'à la ligne médiane et au delà. A la percussion qui trace et délimite une surface de matité, vient s'ajouter la *palpation*. Celle-ci confirme les données fournies par la matité et donne ensuite sur la consistance du foie certains renseignements importants. Elle doit être pratiquée de bas en haut, des parties sonores et vides vers les parties mates et pleines. Nous conseillons d'appliquer les trois doigts médians de la main droite à plat sur l'abdomen, l'extrémité digitale dirigée en haut. Déprimant ainsi les parties souples, où il n'y a pas de foie, on remonte, par de petites secousses, vers celui-ci, et quand les doigts le rencontrent, ils y butent comme contre un mur. Ils recueillent ainsi, en circonscrivant son bord inférieur, d'abord l'indication précise de sa limite, puis la notion de sa consistance plus dure ou plus molle qu'à l'état normal; et enfin ses inégalités de forme et de résistance. Les indurations partielles d'un cancer ou d'une cirrhose seront ainsi très bien distinguées de la tuméfaction pâteuse, œdémateuse et quelquefois fluctuante d'un abcès du foie.

La *fluctuation* nette ne se rencontre que dans les gros abcès faisant saillie en dessous des côtes. Elle indique que l'abcès est superficiel et même, le plus souvent, qu'il est devenu péritonéal.

La palpation peut encore se faire à deux mains quand le foie est gros et dépasse sensiblement le bord thoracique. Comme pour le ballottement du rein, une main est placée en arrière dans le haut de la région lombaire, sous la deuxième côte; l'autre à plat, en avant, sur le foie qui déborde. C'est la main postérieure qui doit agir, en soulevant brusquement le foie, qui se trouve alors comprimé par la main antérieure. L'épaisseur du foie, sa tuméfaction, la lourdeur de sa masse et sa sensibilité à la douleur, sont très bien décelées par ce procédé.

Enfin, on peut encore employer dans certains cas le procédé de palpation bimanuelle imaginée par GLÉNARD, de Vichy, pour la limitation et le diagramme du bord inférieur du foie, et qu'il appelle *procédé du pouce*. C'est là une technique spéciale avec laquelle il est bon de se familiariser et qui peut rendre des services dans les cas où la tuméfaction de l'organe n'est pas considérable.

Augmentation de la demi-ceinture droite. — L'accroissement de volume du foie entraîne du côté du thorax des déformations fort importantes. D'abord la demi-circonférence droite du thorax, qui est toujours de 2 centimètres environ plus grande que celle du côté gauche, s'accroît sensiblement dans l'hépatite suppurative. Cela n'a rien d'étonnant puisque le foie augmente dans tous ses diamètres.

Redressement des côtes. — En second lieu, les côtes se redressent; elles deviennent plus perpendiculaires au rachis et au sternum. C'est là un fait tout géométrique : les arcs costaux, dont la direction normale est oblique de haut en bas et d'arrière en avant, du rachis vers le sternum, formeront une circonférence plus étendue s'ils se relèvent en diminuant l'obliquité de leur insertion sur le rachis. Le thorax devient ainsi plus ample, le foie ayant besoin de plus de place. L'élévation des arcs costaux à droite permet par suite d'affirmer que le foie est plus volumineux qu'à l'état normal.

Élargissement des espaces intercostaux. — C'est un signe excellent décrit par Sachs, du Caire, et qui se rencontre surtout entre la septième et la dixième côte. La voussure hépatique force les côtes à s'écarter les unes des autres à la manière des palettes d'un éventail. La pulpe de l'index peut à peine trouver à se loger d'ordinaire entre deux côtes voisines; dans le cas qui nous occupe le pouce y est reçu à l'aise.

Effacement des espaces intercostaux. — En même temps qu'ils sont élargis, les espaces sont effacés, c'est-à-dire qu'ils sont remplis. Au lieu d'être en gouttière comme à l'état normal chez les sujets maigres, ils sont comblés, plats, ou même convexes. Ils indiquent ainsi un thorax distendu et un foie hypertrophié.

Voussure de la paroi. — Quand la tuméfaction du foie occupe surtout la partie inférieure, c'est la paroi abdominale plus que le thorax qui est soulevée. La voussure se voit alors à l'œil nu. C'est une déformation de l'hypochondre qui peut s'étendre à la région épigastrique.

Les méplats et le modelé, visibles du côté gauche, se sont fusionnés à droite en une tuméfaction plus ou moins étendue qui indique la plénitude de l'hypochondre. On s'en rend surtout compte par le jeu de la lumière et des ombres incidentes sur le modelé du corps, en se penchant de façon à effleurer la région d'un regard horizontal.

3° OEDÈME. — Quelquefois la base du thorax et la paroi de l'hypochondre sont le siège d'un œdème accentué. Les téguments sont tendus, blancs, nacrés, et l'impression digitale y reste marquée. Ce symptôme indique un abcès prêt d'envahir la paroi, et la situation de l'œdème, sur le thorax, sur l'abdomen, sur la région lombaire, indique vers quelle région l'abcès proémine principalement.

L'*auscultation* permet de saisir quelquefois un signe important que BERTRAND a bien étudié et dont il a fixé la valeur : le *frottement périhépatique*[1]. C'est un frottement doux, péritonéal, sensible quelquefois à la main, mais surtout à l'oreille et qu'il faut rechercher sur les dernières côtes et sur la paroi abdominale, pour le dis-

---

[1] L. BERTRAND. Frottement périhépatique et abcès du foie. *Acad. de méd.*, 4 mars 1890, et *Gaz. hebd.*, 4 octobre 1890.

tinguer d'un frottement pleural. Ce signe, que les auteurs classiques ont décrit à propos de la périhépatite chronique, n'existe au niveau d'une hépatite suppurée que quand le pus approchant de la surface a provoqué déjà soit un dépoli de celle-ci, soit même un commencement de péritonite adhésive, avec exsudat glutineux. L'hypothèse d'un œdème du foie imaginée par Hassler et Boisson pour expliquer le frottement périhépatique n'a point été confirmée par divers auteurs, et l'opinion de Bertrand reste la mieux établie. C'est évidemment l'indice d'une altération de la séreuse, sans adhérence fixatrice bien établie. On doit en tirer une indication d'opération urgente et favorable.

4° Radiographie. — Ce procédé d'examen, qui n'est malheureusement pas à la portée de tous les médecins des postes coloniaux, ou des navires, est capable de fournir certains résultats avantageux. Le foie se voit assez bien sur de bonnes radiographies parce qu'il est opaque. Les organes qui l'avoisinent, masse intestinale et poumon, ce dernier surtout, sont au contraire transparents. Le dessin du foie est donc assez facile à obtenir. Le contour supérieur surtout sera parfaitement net, et accusera le tracé du dôme diaphragmatique. Le déplacement du dôme, son ascension seront dévoilés par la radiographie.

Dans le cas où un doute surgirait entre un abcès du foie de la face convexe et une pleurésie avec épanchechement, le tracé de l'opacité viendrait corroborer celui de la matité donné par la percussion. Au cas d'un abcès pulmonaire, une opacité spéciale et plus ou moins isolée, se dessinant sur le fond clair de l'organe, serait très démonstrative.

Pour la limite inférieure, des considérations analogues sont à présenter, et spécialement la courbe de l'opacité montrerait la progression de la voussure, et la péritonite enkystée sous-jacente au foie dans le cas de migration abdominale.

Quant à la position de l'abcès dans une partie quelconque du foie, elle ne saurait guère être déterminée par la radiographie, la présence du pus dans l'organe n'y apportant pas d'opacité spéciale.

TUFFIER[1] donne la préférence à la *radioscopie* et pense que les recherches d'abcès du foie ou du poumon devraient être pratiquées par l'aiguille aspiratrice sous la radioscopie. Nous ne faisons que signaler l'ingéniosité de ce moyen, dont l'application nous semble vraiment difficile, au moins pour le foie.

Douleur. — La douleur est *locale* ou *irradiée, spontanée* ou *provoquée.*

Le type de la douleur *locale* et *spontanée* est le *point de côté hépatique*. Tout à fait comparable à une douleur de pleurésie, il siège en plein territoire hépatique, plus ou moins haut, mais ordinairement plus bas et plus en avant que le point de côté pleurétique. Il s'exagère par les mouvements du thorax, et coupe les grandes inspirations ; il entraîne par suite la *dyspnée*. Il n'est pas ordinairement aussi vif et angoissant, que celui de la pleurésie diaphragmatique, mais il lui ressemble. En somme, toutes ces différences sont minces et le point de côté hépatique ne peut souvent être distingué du point pleural que par l'ensemble des signes concomitants.

---

[1] *Soc. de chirurgie*, février 1908.

Cette douleur est caractéristique du début ou tout au moins de la phase aiguë ; elle ne dure habituellement que quelques jours ; elle indique aussi un abcès superficiel, plutôt qu'un abcès central. Elle peut se reproduire à plusieurs reprises, signalant ainsi des retours offensifs de la réaction hépatique, et la marche de la suppuration vers le diaphragme.

Hors de l'état aigu la douleur spontanée s'atténue, elle est remplacée par une sensation de poids ou de tension plus ou moins pénible ; si cette sensation de poids a été la seule éprouvée au début d'une hépatite, il y a lieu de croire que l'abcès est central. Dans ces diverses formes, le point de côté hépatique est exaspéré ou réveillé par la pression. La recherche de la douleur *provoquée* doit se faire avec la pulpe d'un seul doigt, indicateur ou médian, appliqué normalement aux téguments sur le maximum de voussure ou dans l'espace intercostal le plus élargi. Il est rare, même quand le côté n'est pas spontanément douloureux, qu'une pareille pression, nettement appuyée, n'éveille pas une douleur précise en face d'un abcès profond. Sans doute on doit tâtonner souvent, et en cherchant méthodiquement, de centimètre en centimètre, d'arrière en avant le long de chaque espace intercostal (7e, 8e, 9e et 10e), on rencontrera souvent plusieurs points sensibles. Il faut y revenir à plusieurs reprises, marquer d'une croix au crayon l'endroit qui a paru le plus sensible, chercher ailleurs, et relever les divers foyers de la douleur, car il n'est pas rare qu'elle présente des foyers multiples. Ces foyers n'indiquent pas toujours l'existence de plusieurs abcès. Même très distants des uns des autres, ils peuvent correspondre à un seul abcès vaste, central et inégalement accessible suivant les points interrogés. Un des derniers abcès que nous ayons opérés, abcès unique et volumineux, présentait un point très douloureux à la pression dans le creux épigastrique, où il y avait voussure, et un autre dans le neuvième espace, sur la ligne axillaire. Ayant opéré dans cette dernière région, nous constatâmes facilement, d'après l'affaissement de la voussure épigastrique, et la suppression de la douleur, à ce niveau, qu'il n'y avait qu'une cavité unique.

Il peut arriver, quand il y a présomption d'abcès du foie, que l'on ne constate pas de douleur, ni spontanée, ni provoquée par la simple pression. Nous avons alors recours à des secousses profondes que nous appelons la *succussion* du foie. La souplesse du ventre est obtenue par la position du malade en demi-flexion, et par des inspirations profondes et lentes. La main étant placée comme pour la palpation, les doigts à plat sur le ventre, pulpe en haut, dépriment fortement le paquet intestinal; ils vont, en remontant, buter contre le bord et même la face concave du foie; là ils impriment à celui-ci quelques secousses par soulèvement brusque. Il est rare que cette succussion en masse ne réveille pas la sensibilité de l'organe s'il contient une suppuration, quelque profonde qu'elle soit.

La douleur hépatique s'accompagne *d'irradiations* très caractéristiques. La plus commune est celle qui s'étend à l'épaule droite et peut porter le nom de *scapulalgie*. Elle siège surtout vers la fosse sus-épineuse ou dans le moignon de l'épaule, ou encore vers la clavicule. Parfois, elle descend jusque dans le bras et même la main; d'autres fois encore, elle éveille un point névralgique sous-occipital ou mastoïdien. Cette douleur est tantôt lancinante, tantôt térébrante, quelquefois très vive, très pénible, comparée par quelques-uns à un coup de hache sur l'épaule. Mais le plus ordinairement, dans l'état chronique, elle est à demi éteinte, comparable à un engourdissement, ou encore au tiraillement insupportable d'une bretelle trop serrée : d'ou le nom de *douleur en bretelle* que nous lui avons donné.

Le mécanisme de cette douleur a une explication d'ordre anatomique très précise.

On sait que le nerf phrénique droit envoie un filet terminal à la capsule de Glisson, à la séreuse hépatique et même à la substance propre du foie. D'autre part, ce phrénique qui naît de la quatrième paire cervicale a des communications anastomotiques avec les nerfs du plexus cervical qui se rendent à l'épaule et aux bras. L'interprétation de cette douleur est donc facile, sans qu'il y ait besoin, pour qu'elle apparaisse, que le diaphragme lui-même soit atteint. Mais elle indique toujours une situation supérieure de l'abcès et souvent une marche vers le diaphragme.

La scapulalgie a pu être observée à gauche exceptionnellement, et sans doute dans des abcès du lobe gauche ; mais ce fait n'est pas très positif. On a signalé aussi quelques autres irradiations moins importantes, telles que des douleurs lombo-sacrées, ou iliaques, ou scrotales.

Les douleurs hépatiques amènent quelques troubles fonctionnels de la respiration : de la *dyspnée* qui peut aussi être produite par le refoulement du poumon lorsque le foie est très volumineux ; et une petite toux sèche appelée *toux hépatique* par les anciens auteurs qui lui donnaient trop d'importance. Cette toux est quelquefois d'origine pleurale, mais elle peut aussi consister en un réflexe ayant l'irritation du phrénique comme point de départ.

Enfin, le hoquet qui a été observé quelquefois, est sans doute l'indice de lésions secondaires du côté du diaphragme.

La *fièvre* dans l'hépatite suppurée se présente sous plusieurs formes.

Au début, elle peut s'affirmer avec violence, commencer par un frisson et par une élévation thermique atteignant 39° et 40°. Cette fièvre peut être intermittente surtout les deux premiers jours, et se maintenir ensuite presque continue pendant quatre ou cinq jours ; elle devient ordinairement rémittente, et s'atténue vers la fin d'un premier septenaire. Elle est dans cette première période entièrement comparable à la fièvre d'une pneumonie ou de toute autre phlegmasie aiguë. Elle peut revêtir un caractère intense, violent avec signes infectieux généraux, soif ardente, agitation, délire, aspect typhoïde ; elle peut rester modérée.

Cette fièvre n'aurait donc pas de caractère pathognomonique si elle n'était liée : 1° à une dysenterie récente ou ramenée à l'état aigu ; 2° à la douleur ou aux autres symptômes hépatiques. Elle apparaît, disons-nous, pendant l'évolution et, en général, pendant le stade aigu d'une dysenterie. Or la dysenterie n'est pas une maladie fébrile. Ce n'est que dans les cas graves et surtout tout à fait au début des dysenteries tropicales qu'il y a de la température. Nous savons bien qu'on l'a nié à tort. Il peut y avoir des températures de 38° à 39° dans la dysenterie aiguë, même davantage dans les cas extrêmement violents. Mais l'apparition brusque d'une température élevée au milieu d'un état dysentérique à peu près apyrétique doit donner l'éveil et faire rechercher une complication du côté du foie.

A plus forte raison, si le sujet est atteint d'une dysenterie chronique qui est absolument sans fièvre, et même habituellement d'une thermalité abaissée au-dessous de 37°.

Donc, pendant le cours d'une dysenterie, une apparition brusque de fièvre indiquera une hépatite probable ; la moindre douleur du côté du foie viendra corroborer cette présomption.

Le second type fébrile appartient à l'hépatite chronique ; c'est une fièvre intermittente, ou rémittente, quotidienne, vespérale, oscillant de 37° à 38°,5, et souvent moins que cela. Le thermomètre peut ne marquer que 36°,5 le matin et 37°,8 le soir. Cette fébricule vespérale est un indice certain d'une complication au cours de ces vieilles dysenteries qui sont habituellement hypothermiques. C'est de la *fièvre hectique*, et elle indique la présence et la résorption lente du pus.

D'ailleurs, à quoi pourrait-on attribuer cette ascension thermique quotidienne ? On a souvent accusé le paludisme, et la plupart des malades qui reviennent des pays chauds dans cet état ont été bourrés de quinine d'une façon au moins inopportune. Ils se sont fatigué l'estomac pour rien. *Jamais la quinine n'a de prise sur les mouvements fébriles de l'hépatite suppurée.* C'est là un caractère de la plus grande valeur, une véritable loi et qui écarte absolument la présomption de paludisme.

Entre ces deux types fébriles, il y a évidemment des degrés intermédiaires, ou du moins des passages, des retours de l'une à l'autre forme. On voit, souvent, tant que l'abcès n'est pas embarriéré, enkysté ou ouvert, la fièvre réapparaître plus vive avec de nouveaux frissons. Au contraire, la fébricule vespérale peut manquer pendant plusieurs jours, et ne s'accentuer que par de petits accès éloignés les uns des autres, presque ignorés, quand l'abcès est en bonne voie d'enkystement.

En somme, la fièvre sous l'une ou l'autre de ces modalités, est un symptôme à peu près constant de l'abcès du foie, et elle ne disparaît que si l'abcès est ouvert, ou s'il a complété son enkystement. Même dans le cas où l'abcès est ouvert, la fièvre n'est définitivement éteinte que si l'ouverture est large et déclive, c'est-à-dire si elle est réalisée suivant un bon procédé chirurgical. Les ouvertures étroites, comme les ouvertures spontanées dans les cavités viscérales, n'amènent pas la suppression définitive de la fièvre.

Si celle-ci persiste après une opération bien faite, il y a lieu de craindre la coexistence d'un second abcès.

Si l'ouverture se fait spontanément dans une cavité séreuse, plèvre ou péritoine, il peut y avoir d'abord, pendant quelques heures ou même un temps très bref, une hypothermie avec accélération misérable du pouls bientôt suivie d'une fièvre élevée. C'est alors la complication survenue qui régit le type fébrile.

Hématologie[1]. — L'abcès du foie tropical, auquel sa fréquence et ses caractères méritent une place à part, ne possède pas de formule hémo-leucocytaire propre, spécifique ; comme toutes les autres collections suppurées hépatiques, il partage celle des suppurations viscérales profondes. Pour toutes ces affections, l'examen du sang doit toujours être fait. Il fournit une source précieuse et fidèle de renseignements, non seulement pour le diagnostic, mais encore pour le pronostic et le traitement ; nombreux sont les cas où l'hémo-diagnostic

---

[1] Note du Dr GASTINEL.

décida de l'intervention chirurgicale au sujet de laquelle on hésitait.

Et d'abord ces suppurations sont déglobulisantes : il y a *hypoglobulie* et hypoglobulie prolongée ; ajoutons toutefois qu'il peut y avoir au début de l'infection une hyperglobulie passagère. Les globules rouges peuvent subir des déformations, des modications de leur réaction histochimique (LÉGER, *Anal. hyg. et Méd. col.*, t. *X, n° 3,* 1907).

Mais c'est du côté des globules blancs que sont les réactions les plus significatives. L'équilibre leucocytaire est rompu, il y a *hyperleucocytose* et le nombre des globules blancs va en général à 15, 20 et 25.000 au lieu de 6.000. BOINET l'a vu monter jusqu'à 30.000. MAUREL et BERTRAND ont mis en pleine lumière la relation étroite de l'hyperleucocytose avec l'hépatite suppurée dysentérique. On doit affirmer nettement aujourd'hui l'existence de la leucocytose pendant la formation des abcès et sa disparition après l'évacuation du pus.

Cette augmentation porte sur l'élément le plus phago-cytaire, celui dont l'action est le plus rapide, le polynu-cléaire à granulations neutrophiles, le microgranuleux : la proportion s'élève à 80 p. 100 et au delà, jusqu'à 90 p. 100 (au lieu de 65 à 70 p. 100). Il y a donc *polynu-cléose,* et la polynucléose et la leucocytose ont une courbe identique. Pour nous, comme pour BERTRAND, MOREL, BOINET, MOSSÉ, SARDAT, et la plupart des observateurs, cette hyperleucocytose polynucléaire est la règle dans les grands abcès du foie d'origine dysentérique comme dans toutes les suppurations viscérales. Elle ne fait défaut que tout à fait exceptionnellement quand le pus a perdu toute virulence. Faisons remarquer en passant avec MAR-CHOUX (*Presse médicale,* 13 *janvier* 1909) que, la coexistence de la polynucléose avec les abcès tropicaux du foie apporte une preuve de plus en faveur de leur infection bactérienne : on sait, en effet, que les infections par les protozoaires sont toujours caractérisées par la mononucléose.

Comme dans tous les processus inflammatoires et suppuratifs, les globules blancs, les polynucléaires subissent ici l'*infiltration glycogénique* et présentent la réaction *iodophile*. Cette *iodophilie* est presque constante dans les suppurations du foie, constante absolument pour Sabrazès et Cauvin qui lui attribuent une grande valeur diagnostique différentielle, supérieure même à leurs yeux à celle de la polynucléose. Cependant cette iodophilie a été signalée quelquefois en dehors des suppurations viscérales (Galli) et au cours du rhumatisme blennorrhagique non suppuré.

L'ouverture et l'évacuation de la collection purulente déterminent, en même temps que la disparition de l'*iodophilie*, le rétablissement de l'*équilibre leucocytaire* quantitativement et qualitativement.

La polynucléose tombe brusquement, les mononucléaires augmentent de nombre, puis les lymphocytes et enfin les éosinophiles qui témoignent tout particulièrement du retour à la santé, retrouvent rapidement leur taux normal, le dépassant quelquefois même en une véritable crise éosinophilique (on leur a vu atteindre la proportion de 10 p. 100 et même davantage).

Par contre, la persistance de l'iodophilie, de la polynucléose, de la diminution du taux normal des mononucléaires et des éosinophiles, signifie formellement que l'abcès est insuffisamment drainé et évacué, ou bien qu'il existe un autre foyer de suppuration.

Dans la congestion du foie, qui dans les pays chauds

est souvent à différencier de l'hépatite suppurée, les globules rouges ne sont pas altérés, l'iodophilie et la polynucléose sont absentes ; enfin le pourcentage des éosinophiles reste normal ou subit une légère augmentation (LÉGER).

On nous pardonnera d'avoir insisté sur des détails qui exigent évidemment une compétence spéciale et un outillage de laboratoire bien monté. Mais ces faits sont d'une telle importance en diagnostic que le chirurgien pourra se laisser décider à une opération par une analyse hématologique bien faite. On verra plus loin que c'est une analyse semblable qui a déterminé notre conviction dans un cas des plus difficiles, où plus de vingt ponctions restées muettes nous avaient fait presque abandonner le diagnostic d'hépatite suppurée.

B. **Diagnostic**. — Nous avons déjà dit et répété souvent que : « Il est plus difficile de diagnostiquer un abcès du foie que de l'opérer ». Cette formule faite pour frapper l'esprit de nos élèves n'est point un paradoxe. Elle correspond à la majorité des faits. Sans doute, si l'on possède tous les éléments du diagnostic, si l'on a recueilli un historique complet de la maladie, depuis ses conditions étiologiques tropicales, son origine dysentérique, ses manifestations fébriles et douloureuses, jusqu'au développement graduel du foie, à la fièvre persistante, etc., on ne devra pas hésiter, après un examen méthodique, à porter un diagnostic positif. Mais si l'historique est confus, si le mal n'a pas évolué dans les conditions ordinaires de l'hépatite des pays chauds, si le médecin qui observe n'est pas habitué à cette pathologie spéciale, alors l'erreur est excusable, elle est facile, elle est parfois inévitable. Avant tout, pour diagnostiquer un abcès de foie, il faut y penser. Et comment demander cela à des médecins qui, quoique fort instruits, n'ont jamais exercé dans les pays où l'hépatite est fréquente ?

Mais nous prétendons aussi que, même chez nous, dans les hôpitaux maritimes ou militaires, alors que la question d'hépatite est toujours sur le tapis, le diagnostic d'une suppuration du foie est souvent hérissé de difficultés.

L'étude analytique des symptômes que nous venons de faire nous dispense de reprendre pièce à pièce cet examen. Nous rappellerons seulement que pour le diagnostic direct, comme pour le diagnostic différentiel, il faut tout relever et discuter dans l'historique du mal ; il faut faire la preuve, parfois douteuse, d'une dysenterie oubliée ; il faut attacher la plus grande importance au caractère de la fièvre et à ses modalités ; apprécier, rechercher, provoquer la douleur et ses irradiations ; faire la mensuration, la percussion, la palpation, avec toutes les minuties que nous avons indiquées ; y revenir dix fois, s'éclairer de l'hématologie et de l'examen des crachats et des selles. Ce n'est qu'à ce moment-là qu'on aura le droit de songer à un complément de recherches, dont il n'a pas encore été question : *la ponction exploratrice*. Nous lui consacrerons un article détaillé, après avoir parlé du diagnostic différentiel.

DIAGNOSTIC DIFFÉRENTIEL. — Les erreurs commises dans le diagnostic d'abcès du foie sont extrêmement fréquentes et nous ne pouvons, dans un précis du genre de celui-ci, passer en revue toutes les observations si nombreuses et si curieuses où l'abcès du foie a été confondu avec tant de maladies différentes ; il nous faut renvoyer le lecteur aux auteurs spéciaux, à de nombreuses thèses et à notre Traité, trop souvent cité déjà.

On peut confondre un abcès du foie avec une maladie d'un organe voisin, ou avec une autre maladie du foie lui-même.

La confusion avec une maladie de la *plèvre* est une des plus naturelles, surtout avec un pyothorax.

Beaucoup de signes sont, en effet, communs aux deux maladies ; la douleur, la fièvre, la distension du thorax, et parfois même la ponction exploratrice qui peut laisser des doutes sur le siège du foyer. Cependant il est des signes qui aideront à les discerner.

Si l'on hésite entre une pleurésie diaphragmatique et un début d'hépatite suppurée, il faut se rappeler que les phénomènes fébriles et douloureux sont à la fois plus vifs et plus brefs dans la première que dans la seconde ; que l'auscultation révèle dans la pleurésie des signes positifs qui font défaut dans l'hépatite ; que le frottement périhépatique n'y apparaît que tardivement. Mais si les deux affections existent en même temps, l'abcès du foie sera probablement méconnu parce que les symptômes pleuraux sont de beaucoup prédominants.

S'il s'agit d'une pleurésie purulente du côté droit, avec abaissement du foie, on a pu croire à une hépatite suppurée qui n'existait pas. Mais la limite supérieure de la matité concave ou parabolique dans la pleurésie, convexe ou en dôme dans l'hypertrophie du foie est un excellent signe différentiel.

Enfin, dans les cas douteux, la ponction exploratrice peut donner des indications assez précises, non seulement par la nature du pus, mais encore par les oscillations du trocart. La pointe de celui-ci s'abaisse à chaque inspiration, quand elle est dans le foie, tandis que le talon de l'instrument se relève à ce moment, par un mouvement de bascule. Si la pointe du trocart est dans la plèvre, le mouvement du diaphragme n'a presque pas d'influence sur elle, et l'instrument demeure immobile. L'écoulement du pus du foie se fait aussi avec plus de force pendant l'inspiration, l'abaissement du diaphragme augmentant la pression dans l'abcès. Ce sera l'inverse si la pointe du trocart est dans la cavité pleurale. Ce sont des signes très rigoureux, que l'on a même rendu plus démonstratifs encore par l'adjonction d'un manomètre à l'appareil de POTAIN.

Nous avons vu plus haut l'usage qu'on peut faire de la radiographie.

En résumé, les épanchements pleuraux ont souvent causé des erreurs, qu'ils aient été ou non liés ou consécutifs à des hépatites, et le praticien devra, dans des cas douteux, faire appel à toutes les ressources des méthodes classiques d'examen.

La confusion d'une *pneumonie* avec un abcès du foie évacué par le poumon s'est produite assez souvent. Dans la migration pulmonaire d'un abcès du foie, il y a bien une période pneumonique, mais elle ne dure que quelques heures ; les crachats ne sont rouillés et sanguinolents que dans le moment bref qui précède la vomique. Dans cette période même, la congestion est toute basale et très circonscrite s'il s'agit d'une hépatite ; de plus, elle est secondaire, consécutive à une maladie préexistante, que l'on a dû soupçonner. D'ailleurs la vomique vient bientôt dissiper tous les doutes et alors le pus est caractéristique.

Dans les cas chroniques, une fistule hépato-pulmonaire peut simuler un ancien abcès idiopathique du poumon, ou une caverne de tuberculose. Nous avons déjà indiqué les caractères distinctifs de ces cas spéciaux, dans l'étude de la migration pulmonaire.

La série nombreuse et mal définie des *abcès sous-dia-phragmatiques* peut fournir un grand nombre d'erreurs. C'est là un chapitre de pathologie non encore écrit d'une façon didactique. Il contient des suppurations d'origines diverses, des péritonites, des pancréatites, des abcès de l'arrière-cavité des épiploons, des suppurations péri-hépatiques d'origine biliaire et même des phlegmons pariétaux ou sous-pariétaux (*phlegmon de* BERNUTZ, *phlegmon de* TWINING). Plusieurs de ces affections sont vraiment difficiles à séparer d'une hépatite suppurée véritable. On y arrivera surtout par deux éléments : 1° l'historique exact de la maladie, toujours si important dans les cas douteux ; 2° la nature du pus, qui est blanc et bien lié toutes les fois qu'il ne provient pas du parenchyme hépatique.

Les affections des organes abdominaux sont d'ailleurs capables, dans un très grand nombre de cas, d'en impo-ser pour un abcès du foie et inversement. Telle la *pyélo-néphrite* suppurée droite avec ou sans phlegmon périnéphrétique ; la *pancréatite;* les *tumeurs de l'esto-mac,* du *duodénum,* du *pancréas,* etc. Il serait oiseux de faire ici le diagnostic différentiel de toutes les tumeurs du ventre. Il faut se rappeler que les tumeurs juxta-hépatiques, mais qui ne viennent pas du foie, sont, en général, séparées de lui par un sillon de sonorité, et qu'en outre, à l'auscultation, elles ne transmettent pas les battements du cœur. Le foie seul, s'appuyant sur le cœur, a cette propriété. D'autres tumeurs de la région transmettent les battements de l'aorte abdominale, mais non le double bruit cardiaque.

La *péritonite enkystée* voisine du foie doit être dis-cernée en tant que péritonite et en tant qu'originaire du foie ou de tout autre organe. Ce sont, en général, les

4.

commémoratifs et l'examen attentif de la région qui donneront la clef de l'énigme.

Enfin, il existe un certain nombre de *maladies du foie* lui-même qui peuvent être confondues avec la suppuration de cet organe. Tel est, par exemple, le *kyste hydatique*. Celui-ci, tant qu'il n'est pas suppuré, ne ressemble pas à un abcès ; il n'entraîne pas de fièvre ; il n'a aucun rapport avec la dysenterie ; il forme une tuméfaction très ferme, très volumineuse et qui, le plus souvent, ne produit de douleur que par son extrême développement. Mais, s'il est suppuré, le kyste provoque une réaction inflammatoire et fébrile, avec péritonite fréquente, qui pourrait en imposer pour un grand abcès du foie dysentérique. Mais précisément l'étiologie dysentérique fait défaut. La ponction donne un pus blanc ou jaunâtre qui n'a rien de commun avec celui du foie.

D'ailleurs, si le doute persistait, l'intervention chirurgicale serait de toute façon opportune.

La *cirrhose* ne peut guère être confondue avec l'abcès du foie, si ce n'est peut-être la cirrhose hypertrophique au début, laquelle n'est pas rare chez les vieux coloniaux. Il est des faits de congestion chronique, que les Anglais appellent *torpeur du foie*, dans lesquels l'alcoolisme et le paludisme jouent un rôle important et qui peuvent faire songer à une hépatite suppurée. Si la maladie est fébrile, accompagnée de troubles intestinaux, si surtout il s'y ajoute de la péri-hépatite douloureuse, on sera excusable de s'y tromper. Ce ne sera souvent que la ponction ou une observation prolongée du malade qui permettront de fixer le diagnostic.

Dans certaines formes paludéennes des pays chauds et surtout de l'Afrique tropicale, et en particulier dans la *fièvre bilieuse hématurique* ainsi que dans la *rémittente bilieuse*, une turgescence douloureuse du foie accompagne la période aiguë et prend parfois assez d'importance pour faire craindre une hépatite suppurée. Les médecins coloniaux ont souvent cette difficulté à résoudre, et nous nous y sommes laissé prendre encore récemment. Si l'on attendait que la phase fébrile fût éteinte, on constaterait que le foie diminue aussitôt de volume, ce qui ne se produit jamais dans l'abcès. Mais, si l'on pratique la ponction exploratrice en crise aiguë, comme nous l'avons fait nous-même plusieurs fois, on obtient un sang noir chargé d'hématozoairesde Laveran. Ce résultat est caractéristique. D'ailleurs la ponction, véritable saignée du foie, aide à la chute de la fièvre et au retour rapide du foie à son volume normal. Par ailleurs, la quinine a une influence positive sur ces formes malariennes, tandis qu'elle est absolument sans effet sur la fièvre de l'hépatite.

Diagnostic du siège. — L'hépatite suppurée est diagnostiquée ; le chirurgien a passé en revue tous les symptômes rationnels ; il a noté l'origine dysentérique, l'évolution hépatique, la physionomie de la fièvre ; il a étudié la douleur spontanée avec ses irradiations, et la douleur provoquée avec ses points d'élection ; il a limité et palpé le foie ; il s'est aidé de l'hématologie ; il a écarté par une étude différentielle attentive toutes les autres maladies qui pourraient prêter à confusion. En somme, il a réuni un tel faisceau de preuves que la présomption est devenue certitude : il affirme que son malade est atteint d'abcès du foie. Eh bien, pour arriver à formuler une indication chirurgicale pratique, le diagnostic n'est pas encore complet : il faut préciser le *siège* de l'abcès. Or un certain nombre de faits peuvent déjà fournir des présomptions du siège.

D'abord le *calcul des probabilités* : l'abcès du foie est beaucoup plus fréquent dans le lobe droit que dans le lobe gauche ; plus fréquent aussi sur la face convexe que sur la face concave ; enfin, dans le lobe droit, il proémine habituellement vers la ligne axillaire plutôt que du côté sternal. J'ajoute de suite que, quand un abcès volumineux paraît accessible par divers points de la base thoracique droite, c'est sur la ligne axillaire, c'est-à-dire très en dehors, qu'il sera le plus superficiel. Presque constamment la couche de foie sain qui revêt l'abcès est plus mince du côté externe et déclive que du côté médian. Nous reviendrons sur ce point si important à propos de la technique opératoire.

C'est donc d'abord dans le lobe droit et en dehors qu'il faut penser trouver l'abcès. L'étude du maximum de voussure thoracique et de douleur va nous permettre le plus souvent de préciser le siège de la suppuration. Si la voussure est manifeste, soit quelle soulève le groupe de la 8e à la 11e côte, soit qu'elle fasse saillie sous le bord thoracique, le centre de cette voussure correspond ordinairement à l'abcès lui-même. Mais il faut savoir que la voussure déborde souvent dans l'abdomen d'une façon éclatante, quand en même temps elle s'étend d'une façon moins évidente mais positive à la paroi thoracique elle-même. Aussi le centre de la voussure, et par suite l'abcès, sont-ils plus souvent thoraciques qu'abdominaux. Pour préciser, je dirai que le point d'élection de l'abcès est dans les derniers espaces intercostaux (9e ou 10e) vers la ligne axillaire. C'est là qu'il faut rechercher le maximum de la voussure, même lorsque celle-ci, à un premier examen, a paru exclusivement abdominale. Il se peut cependant qu'elle soit purement ventrale.

Il ne faudrait pas croire que la voussure ventrale indique forcément un abcès de la face concave. Ceux-ci restent encore l'exception, même lorsque la tuméfaction descend bas dans le ventre. Certains abcès de la face convexe, à peine accessible sous le bord costal, abaissent la limite du foie jusqu'au niveau de l'ombilic. Les abcès de la face concave se manifestent plutôt par leur tendance à faire de la péritonite, à perforer l'intestin, à altérer le rein droit, à produire de l'ictère (fait rare d'ailleurs), que par l'énorme voussure abdominale.

Quand la voussure prédomine sous le muscle droit, et même sur la ligne médiane, il n'en faut pas conclure qu'il s'agisse d'un abcès du lobe gauche, ainsi que les notions d'anatomie normale le font toujours croire aux médecins inexpérimentés. Non, le lobe droit, énormément tuméfié par un abcès, peut déplacer ses limites dans de larges proportions, et le lobe gauche restant indemne se trouve rejeté vers le bord gauche du thorax, devant l'estomac, où la matité le révèle ; il n'y a pas en ce point de voussure à proprement parler ; le lobe gauche est refoulé mais reste hors de cause. L'abcès du lobe gauche est très rare, nous ne cessons de le répéter, et la tuméfaction à laquelle il donne lieu a ceci de particulier qu'elle ne s'étend pas au lobe droit et ne le déplace pas. Celui-ci reste normal ou à peu près jusqu'au bord externe du muscle droit. Si là seulement et dans la région médiane la voussure s'accuse, alors on est en droit de penser à un abcès du lobe gauche. C'est donc la déformation locale du côté gauche du foie qui permet de rapporter l'abcès à ce lobe, tandis que l'augmentation massive du volume de l'organe doit faire admettre qu'il est dans le lobe droit.

Quoi qu'il en soit pour arriver à une bonne localisation, il faut surtout étudier les points douloureux et particulièrement la douleur provoquée.

Spontanée, la douleur n'est pas très instructive pour la précision du siège de l'abcès. Elle donne seulement les présomptions suivantes :

1° D'abord le point de côté du début, s'il a été observé, indique assez souvent vers quelle région l'abcès se sera ensuite développé.

2° L'irradiation vers l'épaule droite indique un abcès de la face convexe du lobe droit. L'irradiation vers l'épaule gauche, exceptionnelle d'ailleurs, a été signalée comme liée à un abcès du lobe gauche. Ce fait est logique, mais nous ne l'avons jamais observé.

3° Les douleurs abdominales, intestinales, rénales, indiquent un abcès probable de la face concave avec tendance à l'évolution ventrale.

La douleur provoquée a beaucoup plus de valeur. Il faut l'obtenir par la pression d'un seul doigt sur le point culminant de la voussure. Le chirurgien, placé à droite du malade, cherche par la vue et la palpation le sommet de la voussure et y exerce une pesée avec l'index. La douleur est vive, aiguë, profonde ; elle coupe la respiration. Très souvent une pesée unique, nettement appuyée, est révélatrice, et d'autres recherches sur les parties voisines, en montrant une sensibilité moindre, confirment que l'on a bien atteint le foyer du mal. Si l'expérience n'est pas démonstrative, ou si la voussure est trop vaguement indiquée, le doigt indicateur cherche à éveiller la douleur par des pesées successives dans les espaces intercostaux depuis le 8ᵉ jusqu'à la région sous-costale. Dans chaque espace il faut peser sur plusieurs points depuis la ligne axillaire postérieure jusqu'au sternum ; puis au-dessous des côtes depuis la région lombaire jusqu'à la ligne médiane, et même à gauche, s'il y a lieu.

Parfois plusieurs points sont douloureux : le chirurgien y revient, insiste sur les plus sensibles et finit toujours par en retenir un ou deux seulement, comme foyer plus constant de la douleur ; il les marque d'un point de crayon dermographique, et s'il ne prend pas une décision immédiate, il doit refaire l'expérience dans une autre séance ou la faire reprendre par une autre main.

Ponction exploratrice. — Il semblerait, d'après tout ce que nous venons de dire, que la détermination d'un foyer suppuré dans le foie soit toujours une chose facile, ou tout au moins réalisable. Or, il est loin d'en être ainsi, et très souvent il faut s'adresser à la ponction exploratrice pour déceler la présence du pus.

Cette ponction est de nos jours tellement associée à l'ouverture large des abcès du foie, à laquelle elle sert en quelque sorte de guide, que l'on pourrait la considérer comme un premier temps de l'intervention chirurgicale. Je l'examine ici comme manœuvre complémentaire du diagnostic, car elle se pratique souvent lorsque l'on est encore dans le doute, et que l'on n'est pas résolu à opérer immédiatement. Elle est, en tout cas, le meilleur moyen de préciser le siège de l'abcès.

La ponction doit être faite avec un instrument aspirateur. Si l'on en manquait, un trocart fin pourrait à la rigueur servir, et il faut se souvenir que Récamier, ayant enfoncé cet instrument dans un foyer purulent, plaçait sur lui une ventouse qui permettait de réaliser le problème du trocart aspirateur moderne.

On prendra donc un POTAIN ou un DIEULAFOY, ou tout autre appareil analogue, et nous conseillons de se servir d'une aiguille et non d'un trocart. Nous avons employé les deux, et notre conviction est bien faite aujourd'hui : l'aiguille fait moins de traumatisme, elle expose à moins d'erreurs. En effet, le trocart peut traverser un abcès d'un petit volume sans que la flamme ait été retirée de sa canule et la ponction restera muette. Au contraire, l'aiguille s'avançant le *vide en avant*, par petites saccades lentes, l'index n'étant pas perdu de vue, on ne pourra pas rencontrer de pus sans l'aspirer. Mais l'aiguille ne doit pas être trop fine, le pus du foie étant souvent épais, visqueux et grumeleux. Aussi l'aiguille de platine d'une seringue à sérum, et à plus forte raison celle d'une seringue de Pravaz, sont-elles tout à fait insuffisantes. Il faut se servir d'un numéro moyen de Potain.

Enfin, les aiguilles habituelles sont trop courtes ; elles ne mesurent que 7 centimètres de profondeur, ce qui ne permet de franchir souvent que 4 à 5 centimètres de tissu hépatique.

Or un abcès peut être bien plus profond à atteindre, surtout quand on n'a pas ponctionné au point où la couche hépatique saine est le plus amincie. Il nous est arrivé de n'atteindre une suppuration qu'en traversant 8 et 10 centimètres de foie sain, ce qui nécessitait une aiguille de 12 à 14 centimètres au minimum pour ne pas être gêné dans la manœuvre de l'instrument. Aussi avons-nous fait fabriquer, pour joindre au modèle d'aspirateur de Potain que tous les médecins de l'armée et de la marine ont à leur disposition, des aiguilles de

16 centimètres de long qui nous paraissent répondre à tous les besoins. Donc, aspirateur quelconque avec aiguilles moyennes ou fines très longues.

La ponction exploratrice doit se faire, cela va sans dire, avec toutes les précautions antiseptiques de rigueur.

Elle peut être précédée d'une anesthésie locale quelconque si le malade l'exige. Mais l'anesthésie ne sera que cutanée et presque illusoire; d'ailleurs la ponction aura peut-être besoin d'être répétée un certain nombre de fois, sur divers points qu'on ne pourrait tous insensibiliser.

Pour répéter ces ponctions il est bon d'avoir un certain nombre d'aiguilles prêtes, et stérilisées, car, après la première ponction, l'aiguille est souvent obstruée par du sang et fonctionne mal ; ou bien elle aura été souillée, et exige une nouvelle désinfection. En tout cas, il faut procéder avec dextérité et rapidité, et s'assurer à chaque ponction que l'appareil fonctionne bien.

La ponction doit être pratiquée au point douloureux que l'on a relevé à l'avance, et l'aiguille dirigée normalement à la surface du corps ; elle sera enfoncée nettement, d'un seul coup, à 5 ou 6 centimètres de profondeur, afin qu'on soit bien assuré d'avoir pénétré dans le foie; puis toujours dans la même direction on la fait cheminer par saccades successives de 1 à 2 centimètres chacune; en même temps on interroge l'index de verre qui est indispensable. S'il passe un courant de sang abondant, on ne laisse pas l'aiguille dans la même position, car on pourrait avoir une saignée forte par un sinus volumineux. Parfois du sang éclaboussé et mêlé d'air dans la bouteille de l'aspirateur fait croire à un mélange de sang et du pus. Le pus est facile à reconnaître : tant qu'on doute, ce n'en est pas.

Mais l'aiguille a pénétré jusqu'à 12, 15 et 16 centimètres de profondeur et n'a rien révélé : on la retire lentement d'abord en continuant toujours l'aspiration tant que la pointe est dans le foie, puis brusquement pour finir, la pointe étant alors retenue par la résistance des téguments.

On est en droit de refaire plusieurs ponctions sur tous les points supects. Ces points sont les foyers d'élection habituels, les maxima de douleur provoquée, les points culminants de la voussure, l'espace intercostal le plus élargi, etc. On a pu pratiquer de 12 à 18 ponctions (GIORDANO) dans la même séance sans inconvénient grave. A l'autopsie, plusieurs auteurs n'ont rencontré aucune lésion dans des foies récemment ponctionnés, et nous avons pu faire les mêmes constatations. Nous avons cependant trouvé une fois dans une laparotomie, un vaste caillot sanguin tapissant la face convexe d'un foie qui avait été ponctionné à plusieurs reprises quelques jours auparavant. Aussi la douleur, la faiblesse du malade, l'hémorrhagie doivent engager le chirurgien à ménager ses ponctions, et surtout à choisir judicieusement les endroits où il les applique, pour en obtenir un résultat aussi utile que possible.

Maniée avec prudence, la ponction reste un excellent moyen de diagnostic, et l'on a presque toujours la satisfaction, en persévérant avec méthode, de mettre à jour des suppurations profondes dont le diagnostic paraissait fort difficile. Nous disons presque toujours, car il y a des exceptions. Il nous est arrivé de renoncer aux ponctions après de nombreux essais infructueux, et de voir succomber des malades, chez qui un abcès du foie indiqué par de grandes présomptions n'avait pas été rencontré par l'aiguille de Potain.

Dans certains cas, l'aiguille paraissait avoir trouvé un foyer qui n'avait pas donné de pus, soit que la liquéfaction ne fût pas encore accomplie, soit que le pus fût d'une consistance trop visqueuse. Nous avons ainsi méconnu un abcès du lobe de Spigel qui fut constaté à l'autopsie. Une autre, un abcès qui ne fut pas atteint, occupait l'extrémité gauche de la face convexe.

Nous donnons ici et par exception une observation récemment recueillie et dont les détails montreront à quel point le diagnostic de l'abcès et la recherche du foyer sont parfois difficiles, même lorsque se croyant rompu à ce genre de recherches, on n'a négligé aucun moyen d'investigation.

Observation. — M. G..., ayant déjà passé quatre années à Haïphong, y est pris au mois d'avril 1908 d'une dysenterie grave bientôt compliquée d'un point de côté hépatique avec fièvre. Peu de jours après cet incident jugé très caractéristique, les médecins de la colonie, persuadés de l'existence d'un abcès du foie, pratiquent sur le malade et sous chloroforme, afin de passer de suite à une opération complète, 13 ponctions aspiratrices sans aucun résultat. Bientôt le malade est rapatrié. Il arrive à Bordeaux où plusieurs chirurgiens l'examinent, concluent à un abcès du foie, et lui font plusieurs nouvelles ponctions inutiles. Très inquiet de toutes ces manœuvres infructueuses, G... vient se mettre entre mes mains à Toulon, au mois d'août 1908. Je lui trouve tous les signes de présomption d'une hépatite suppurée : commémoratifs, douleur hépatique brusque avec fièvre, au cours d'une dysenterie, irradiation douloureuse vers l'épaule droite, foie énorme, voussure épigastrique avec douleurs profondes à ce niveau. C'est là que se trouve le principal foyer de douleur provoquée. On en trouve un second moins net dans le dixième espace, vers la ligne axillaire postérieure. Amaigrissement extrême, perte de près de 30 kilogrammes de son ancien poids (62 kilogrammes au lieu de 90). Fièvre hectique vespérale très nette.

Je pratique sans aucun résultat trois ponctions exploratrices dans la région épigastrique, et deux dans les derniers espaces intercostaux. Ma conviction était cependant si ferme que je propose et exécute aussitôt une laparotomie exploratrice.

Incision sur le bord thoracique parallèlement à lui, désinsérant presque complètement le droit abdominal du côté droit. Le foie paraît sain, l'appreil biliaire intact. Je palpe l'organe avec la main sur sa face convexe et sur sa face concave, et n'y trouve aucune adhérence, aucune induration, aucune plaque ramollie, aucune saillie, rien en un mot qui puisse indiquer un foyer purulent. Le foie est très gros, très noir, accessible à l'exploration dans toute sa face concave et dans une bonne partie de la face convexe. J'y pratique même en plusieurs points mis à nu de nouvelles ponctions capillaires qui ne donnent qu'un écoulement de sang abondant. Véritablement découragé, je referme la plaie opératoire.

Les suites de cette tentative sont très bonnes, et la suppression de la fièvre me fait croire pendant quelques jours qu'il y a même eu quelque avantage à pratiquer cette mise à l'air avec saignée du foie. Mais bientôt la fièvre reparaît, la dénutrition augmente, et les douleurs hépatiques ne cessent pas.

La troisième semaine la plaie opératoire est parfaitement guérie, et je fais faire l'examen hématologique du sujet que j'en suis venu à soupçonner atteint de *leucocythémic hépatique*. La formule hémoleucocytaire donne les résultats suivants :

Nombre des hématies par millimètre cube . .   3.040.000
Richesse globulaire (en globules normaux) . .   1.218.962
Valeur individuelle d'un globule. 0.40
Nombre de globules blancs par millimètre
  cube 23.400
Polynucléaires à granulations neutrophiles .   80 p. 100
Lymphocytes . . . .   12 —
Mononucléaires . . . .   2 —
Eosinophile . . . .   1 —

De nombreux neutrophiles présentent nettement la réaction iodophile.

. Cette formule est tout à fait en faveur d'une suppuration hépatique.

D'ailleurs, depuis la laparotomie le foie a grossi ; la voussure épigastrique a augmenté en restant douloureuse; mais le côté est devenu plus plein, plus tendu, plus douloureux, vers la douzième côte en arrière sur le bord de la masse sacro-lombaire. Une ponction, pratiquée en enfonçant l'aiguille de 8 centimètres au point le plus sensible sur la ligne médiane, à mi-distance entre l'appendice xiphoïde et l'ombilic, ne donne rien. Je ponctionne alors en arrière au point de jonction de la douzième côte avec le bord de la masse sacro-lombaire. L'aiguille est enfoncée de 12 centimètres dans une direction un peu oblique de bas en haut; tout d'un coup ma main sent une résistance vaincue : un flot de pus chocolat apparaît.

Sans enlever le trocart, je pratique aussitôt une grande incision courbe suivant la douzième côte, depuis la masse sacro-lombaire. L'aponévrose, le carré des lombes sont incisés ; le rein reste protégé en dedans par son aponévrose. Le péritoine déchiré, on aperçoit le bord postérieur du foie, dans lequel plonge le trocart. Il faut suivre celui-ci avec une sonde cannelée, puis avec un volumineux Beniqué, puis avec le doigt, pour se frayer un chemin vers l'abcès sans employer le bistouri. J'avoue qu'à une pareille profondeur l'action aveugle du bistouri m'eût paru dangereuse. Le pus n'est rencontré qu'à 10 centimètres de profondeur, et l'index n'a pu atteindre la cavité. Une curette longue y est poussée, manœuvrée avec douceur, et ramène une grande quantité de détritus.

On place ensuite deux drains en canon de fusil et on se rend compte que la poche qui admet la pénétration d'une curette longue de 18 centimètres contenait environ 2 litres de pus.

Le malade a été guéri en 5 semaines.

On voit par cette observation combien dans certains cas toutes les méthodes de recherches peuvent demeurer insuffisantes, et que même la laparotomie avec examen du foie à nu peut encore laisser dans l'incertitude.

On a proposé parfois, en effet, de recourir à la laparotomie exploratrice quand on a de grandes présomptions d'abcès du foie. On nous permettra de ne pas nous ranger à cette pratique érigée en méthode. C'est en tout cas un pis-aller, et il comporte de sérieux inconvénients. D'abord il n'est pas permis de faire une laparotomie dans la région de l'hypochondre sans un diagnostic bien établi, toute incision de recherche dans le cas qui nous occupe devant forcément être très étendue ; car il faut examiner, voir et palper le foie sur ses deux faces. Puis cette laparotomie devrait, dans l'esprit de ceux qui la conseillent, constituer le premier temps d'une opération, qui permettrait de traiter curativement l'abcès. Or si l'incision n'est pas faite au point favorable, qu'arrivera-t-il ? Si, après avoir sectionné le muscle droit, ou réséqué le bord du thorax, on s'aperçoit qu'il y a un abcès très loin, soit en dehors, soit en arrière, comment se conduira-t-on ? Il faudra ou prolonger indéfiniment l'incision transversale, ou aller délibérément en pratiquer une autre dans la région favorable. Non ! Sans condamner formellement la laparotomie dite exploratrice, nous ne la regarderons pas comme un bon procédé de diagnostic, nous pensons même qu'elle ne pourrait faire facilement apercevoir un abcès à la surface du foie que dans les cas où celui-ci aurait été d'un diagnostic facile, à ventre fermé, soit par l'examen, soit par les ponctions.

En résumé, aucune méthode n'est infaillible, mais les signes fournis par le palper, la douleur provoquée et les ponctions arrivent presque toujours, en multipliant les épreuves, à donner un diagnostic positif de nature et de siège.

CHAPITRE V

TRAITEMENT

Avant de décrire les méthodes opératoires, examinons quelques questions préalables :

a. Y a-t-il un *traitement médical* de l'abcès du foie, ou bien tout abcès diagnostiqué exige-t-il une opération ?

b. Peut-on, dans certains cas, espérer une *guérison spontanée ?*

c. En face des *indications* d'opérer, y a-t-il des *contre-indications ?*

d. Y a-t-il parfois des motifs de temporiser, ou, si l'on veut, y a-t-il pour opérer des raisons d'*opportunité ?*

a) Y a-t-il un *traitement médical* de l'abcès du foie ? Évidemment aucun.

Ni la quinine, ni les antiseptiques intestinaux, ni les révulsifs, rien ne peut faire disparaître un abcès du foie quand il est formé. Cela n'empêche pas que les hépatiques suppurés ne soient des malades dont l'état intestinal, le degré d'infection, la résistance variable, les maladies accessoires exigent un traitement médical et une diététique spéciale. Mais l'abcès du foie n'a d'autre traitement rationnel qu'une opération.

b) L'abcès ne peut-il guérir *spontanément ?*

Sans doute un abcès peut être toléré de longues

années, s'il est arrivé à cet état kystique que nous avons signalé plus haut. L'anatomie pathologique montre même qu'il peut subir la transformation caséeuse, puis crétacée, ou ne laisser qu'une dépression stellaire cicatricielle. En fait, on cite quelques rares exemples d'anciens tropicaux qui affirment avoir eu un abcès du foie bien diagnostiqué, et en avoir guéri spontanément. Quoique ces cas puissent souvent être révoqués en doute, il en est quelques uns de positifs, surtout lorsque le pus a été évacué par l'intestin ou le poumon. Dans ces cas la migration spontanée a fait, avec beaucoup plus de frais et de risques, ce qu'une opération aurait accompli.

Mais ces exemples tout à fait exceptionnels ne sont pas pour changer notre formule, que *tout abcès diagnostiqué doit être opéré*. Si autrefois, il y a quarante ans, en face d'une opération trop souvent mortelle, on hésitait et on préférait s'en remettre aux efforts de la nature, aujourd'hui il n'y a plus de doute : l'opération s'impose.

Les statistiques opératoires sont de plus en plus favorables.

Il y a quarante ans, la guérison était une rare exception, et les vieilles statistiques permettent d'attribuer à l'intervention chirurgicale une léthalité de 90 p. 100 environ.

En 1879, le travail de Little et Ayme, qui fit tant de bruit, grâce au patronage de Rochard, traça la voie à la nouvelle méthode chirurgicale, quoique la statistique de Shangaï, telle que nous l'avons complétée (*loc. cit.*) donnât encore une mortalité de 70 p. 100.

Mais l'antiseptie et les opérations larges ont changé tout cela.

En 1893, Zancarol donne comme résultat de sa pratique une mortalité de 51 p. 100.

En 1895, notre statistique d'ensemble, empruntée à la totalité des opérations suivant la méthode antiseptique, fixait la mortalité à 36 p. 100.

En 1904, notre statistique personnelle (méthode de curettage) donnait 8 décès sur 112 opérations, et actuellement nous comptons 118 opérés avec 9 décès, soit une mortalité de 7.62 p. 100. Cette proportion doit être regardée comme très favorable eu égard à la catégorie de malades infectés et épuisés dont il s'agit. En tous cas elle ne permet pas d'hésiter en regard du pronostic à peu près fatal qu'entraîne tout abcès du foie abandonné à lui-même.

c) *Indications. Contre-indications.* — La seule constatation de la présence d'un abcès dans le foie est une indication positive d'intervention. Mais en face de cette indication peut-il s'élever des contre-indications ? On ne voit pas d'où celle-ci pourraient être tirées. En dehors de la question d'opportunité, qui peut être en effet débattue, il n'y a aucune contre-indication absolue. On éprouve quelquefois une certaine résistance de la part du malade ou de son entourage, sous prétexte qu'il est trop faible et ne pourrait résister au choc opératoire. Il n'y a rien de plus absurde que cette manière de voir qui est malheureusement quelquefois partagée par des médecins. Si le malade est très faible, si les douleurs sont intolérables, si la fièvre est intense, le chirurgien doit se presser d'autant plus et ne pas même s'arrêter devant un état extrême, voisin de la période préagonique. Plusieurs fois on a vu des malheureux arrivés à la dernière limite du marasme et de l'hecticité, prêts à mourir enfin, qu'une décision héroïque a pu sauver à la dernière heure. Que de faits instructifs on pourrait raconter sur ce sujet, si le cadre de ce travail le permettait ! On peut souvent regretter de ne pas avoir assez agi ; on n'a jamais à se reprocher d'avoir osé lutter encore quand tout paraissait perdu.

d) *Opportunité.* — Il n'y a donc aucune contre-indication à opérer quand le pus est décelé; il peut y avoir à débattre le moment opportun.

Il est quelquefois trop tôt. Si l'on se rappelle que l'abcès du foie débute par un territoire nécrosé, dont la contexture ne peut arriver immédiatement à liquéfaction, on comprendra que cette période, où la future cavité purulente est à l'état de pulpe spongieuse encore tenace, n'est pas favorable à une évacuation satisfaisante. Dans ces cas, d'ailleurs, la ponction s'égare dans ces masses sans ramener du pus formé et le diagnostic reste en suspens. Il sera donc inutile de rechercher un abcès dès les jours qui suivent immédiatement le point de côté du début, alors que la fièvre et la douleur, survenant au cours d'une dysenterie, font à peine soupçonner une hépatite. Mais, dès que le trocart ramène du pus, il est opportun et même urgent d'intervenir.

Il est évident qu'il n'y a pas toujours une nécessité impérieuse à opérer sur l'heure, sans retirer l'aiguille à ponction. Il peut y avoir des motifs de différer l'ouverture. Par exemple, en temps d'expédition, la nécessité d'évacuer les malades et les blessés peut amener un retard de quelques jours à l'exécution d'une large opération qui intéressera le péritoine ou la plèvre. A moins d'urgence absolue, il vaut toujours mieux ajourner de quelques jours que de se passer des conditions aseptiques, d'un entourage exercé, d'un outillage indispensable, et c'est à ces mauvaises conditions chirurgicales qu'il faut attribuer les statistiques fâcheuses de certains postes coloniaux. Les formes chroniques, avec état général résistant, ont permis de songer au rapatriement des malades afin de leur ouvrir toutes les chances d'une bonne opération et d'une bonne convalescence. Mais il faudrait bien se garder d'abuser de ces attermoiements souvent préjudiciables au malade.

Les anciens chirurgiens, pénétrés du danger qu'il y avait à ouvrir le péritoine ou la plèvre, et à y laisser pénétrer le pus, attachaient une grande importance aux *adhérences* que l'inflammation provoque quelquefois en atteignant la surface du foie. Passer à travers ces adhérences leur paraissait une telle garantie d'immunité qu'ils cherchaient à en provoquer la formation par les caustiques, les ponctions, les opérations en plusieurs temps. Il est inutile de s'arrêter à ces considérations surannées. L'existence des adhérences si on parvenait à les diagnostiquer n'est plus aujourd'hui une condition d'opportunité pour l'opération, pas plus que leur formation artificielle ne serait une garantie de bénignité opératoire.

Mais est-il opportun d'opérer un abcès *déjà ouvert dans une cavité voisine?* La question peut se poser pour les abcès ouverts dans les bronches, l'intestin ou les voies urinaires. Les autres migrations (plèvre, péritoine) constituent des aggravations du pronostic de l'hépatite suppurée, et il y a extrême urgence à rechercher les dernières chances de salut par une intervention rapide.

Pour les premières qu'on pourrait appeler migrations favorables, la question souvent débattue mérite d'être résolue. L'apparition du pus dans les selles, les urines ou les crachats, impose d'abord un certain ajournement de l'opération si l'on était prêt à l'accomplir. Nous

avons vu que l'évacuation complète et définitive peut à
la rigueur avoir lieu par le poumon et l'intestin, et
peut-être par le rein, et il est sage d'observer pendant
quelques jours la marche des phénomènes. Mais si
après l'évacuation, qui affecte souvent la forme intermittente, le volume du foie n'a pas subi de diminution
suffisante et durable, s'il y a retour des douleurs, persistance ou réveil de la fièvre, il faut tenir les évacuations pour insuffisantes, parce que l'ouverture est mal
située, parce qu'elle se sera refermée après une évacuation partielle, parce que l'infection a pu se propager
aux parties voisines, ou enfin parce qu'il y a peut-être
plusieurs abcès. Dans ces cas, l'hésitation ne doit pas
être longue. L'histoire de ces vieux fistuleux hépato-
bronchiques ou hépato-intestinaux est lamentable. Sous
prétexte qu'ils évacuent leur abcès, on les laisse s'épui-
ser et succomber petit à petit à la fièvre hectique, sans
compter les complications plus rapides auxquelles ils
sont exposés. Le poumon, si c'est lui qui livre passage
au pus hépatique, s'infecte à son contact, et le malade
est souvent confondu avec un tuberculeux qui porte des
cavernes. Quant à l'intestin, il ne s'infecte guère, mais
il infecte le foie dont l'abcès devient un interminable
foyer de fermentations pyo-stercorales. Dans tous ces
cas, puisqu'il reste une poche à vider, il faut le faire
chirurgicalement.

En résumé, malgré les quelques réserves formulées
ci-dessus pour des cas exceptionnels, il faut maintenir
et affirmer hautement comme règles générales : 1° que
la présence du pus constatée dans le foie suffit à poser
l'indication opératoire ; 2° que l'ouverture de l'abcès est
toujours nécessaire, presque toujours opportune, et le
plus souvent urgente.

Opérations nécessitées par les abcès du foie. — L'historique des interventions dans les abcès du foie est certainement plein d'intérêt, car on y note l'effort de chaque génération suivant les ressources que la science en progrès lui apporte, et l'on y aperçoit de suite que pour un mal aussi profondément situé, dans un organe aussi bien protégé, et environné de cavités aussi inquiétantes, on ne pouvait réaliser de progrès sérieux avant l'heure de l'antisepsie.

Une étude complète de cette évolution ne peut être tentée ici. Nous indiquerons seulement que les opérations en plusieurs temps, pas plus que les ponctions étroites, méthodes par lesquelles on espérait déjouer la septicémie, n'ont jamais donné de résultats favorables.

Les opérations *en plusieurs temps*, par incisions successives ou par application de caustiques, constituent la méthode de Récamier; et l'esprit logique et ingénieux de cet habile chirurgien avait, en effet, trouvé le moyen de provoquer ainsi des adhérences protectrices au milieu desquelles il pouvait inciser, sans infecter le péritoine ou la plèvre. Aujourd'hui notre arsenal antiseptique nous permet de négliger ces méthodes compliquées et d'aller droit au but sans nous préoccuper des adhérences.

Les *ponctions étroites,* celles au trocart avec ou sans aspiration, ont été souvent reprises par des chirurgiens timides qui espéraient ainsi évacuer l'abcès à peu de frais et éviter de grandes incisions. Mais ces ouvertures insuffisantes augmentaient les chances de septicémie et d'infection, exigeaient des ponctions répétées et n'amenaient habituellement que des désastres.

Quant à l'incision large, elle a, malgré ses insuccès

d'autrefois, continué à être enseignée [1], et pratiquée dans la marine, mais elle n'est devenue inoffensive qu'avec deux précautions indispensables : la *ponction exploratrice préalable* et la *méthode antiseptique*.

La ponction exploratrice qui appartient à RÉCAMIER, fut constamment employée dans l'Inde anglaise par les MURRAY, les MAC-LEAN, etc. Elle fut appliquée en Cochinchine grâce à l'instrument de DIEULAFOY par le Dr VAUVRAY de la marine française qui fit et réussit en 1873 la première opération antiseptique d'abcès du foie. HENDERSON en 1878, puis STROMEYER-LITTLE et AYME en 1879 et 1880 opèrent de même, et dès lors l'opération dont ROCHARD a rapporté trop généreusement tout le mérite à STROMEYER-LITTLE, est coordonnée d'une façon toute moderne : Ponction exploratrice préalable (RÉCAMIER), avec un instrument aspirateur (DIEULAFOY), incision au bistouri (*ancienne chirurgie française*), soins antiseptiques (LISTER). Cette opération moderne est devenue, avec des particularités que chaque chirurgien a pu y apporter, la méthode adoptée aujourd'hui par tous. En général on a tendu à faire l'incision plus large que les chirurgiens de Shanghaï ; on la porte aujourd'hui à 6, 8 et 10 centimètres; on la pratique couche par couche, et non d'un seul coup plongeant du bistouri, ce que rien ne légitimait ; on la fait suivre d'un nettoyage de l'abcès avec des éponges montées (ZANCAROL), ou même d'un curettage (FONTAN), et l'on y maintient un double drainage. C'est cette méthode, dont nous reprendrons plus loin les détails de technique, qui s'appelle aujourd'hui l'*opération d'abcès du foie*. Une opération qui ne

---

[1] DUTROULAU, *Traité des maladies des Européens dans les pays chauds*, Paris, 1868.

serait ni large ni antiseptique ne mériterait pas de figurer dans la pratique des hôpitaux, ni dans la littérature chirurgicale contemporaine. C'est à la méthode moderne ainsi comprise que sont dues les statistiques de plus en plus favorables que nous avons données.

Est-ce à dire que l'opération soit assurée de succès, et qu'elle ne comporte pas quelques dangers, quelques inconvénients dus à l'acte chirurgical lui-même? Évidemment non. L'opération est toujours délicate, souvent laborieuse, parfois périlleuse. Elle expose à des complications qu'il faut passer en revue avant d'exposer les détails de technique et les procédés d'élection pour chaque cas particulier.

Les *complications opératoires* sont de deux ordres : ce sont tantôt des accidents de l'opération, tantôt des complications ultérieures. Les premières sont : l'*hémorrhagie*, le *pneumothorax*, les *blessures viscérales*. Les secondes sont : la *pleurésie*, la *péritonite*, la *cholerrhagie*, la *gangrène*.

a. *Hémorrhagie.* — Elle a ordinairement pour cause l'incision du foie lui-même. Les hémorrhagies venant des parois ne présentent rien de bien spécial : on y est exposé par toute incision des parois abdominales ou thoraciques. Il faut évidemment songer aux artères intercostales, épigastrique mammaire, interne... L'anastomose de ces deux dernières qui s'étend sous la pièce commune cartilagineuse, à partir de l'appendice xiphoïde et sous l'insertion du muscle droit, est assez souvent lésée si l'on agit sur cette région.

Les hémorrhagies dues à la section du foie sont beaucoup plus intéressantes et plus redoutables. On en a vu quelques exemples néfastes, et nous en pouvons citer un, demeuré inédit, dans lequel le chirurgien, qui avait incisé

la paroi abdominale sur la ligne blanche et attaqué le foie
à ce niveau, ne put se rendre maître d'une hémorrhagie
veineuse énorme qui emporta le malade pendant l'opération. Dans un autre cas où nous avions atteint le foie
à peine en dedans de la vésicule biliaire, nous eûmes
une hémorrhagie considérable qui ne fut arrêtée que
par un bon tamponnement de la plaie par de la gaze
iodoformée.

Il faut savoir, en effet, que les pinces ne peuvent être
jetées utilement sur le tissu friable du foie ; les vaisseaux et particulièrement les sinus veineux ne peuvent
y être bien saisis ; d'un autre côté le thermo-cautère,
employé souvent dans un but hémostatique, soit pour
arrêter une hémorrhagie, soit pour faire des sections
sèches, est noyé dans l'écoulement et n'arrête absolument
rien. Plusieurs chirurgiens en ont fait la triste expérience. Seul le tamponnement réussit. Mais comment
éviter les hémorrhagies du parenchyme ? Remarquons
d'abord qu'elles se sont toutes produites dans les sections rapprochées du hile hépatique et qu'on ne cite
guère que des hémorrhagies veineuses. Ce sont donc
les grands sinus veineux, divisions prochaines de la
veine porte, qui sont surtout redoutables. Aussi faut-il
considérer la région du hile comme la *zone dangereuse*
à laquelle il ne faut s'attaquer qu'avec précaution, et
en cas de nécessité absolue.

Sachs, du Caire, redoutait une autre forme d'hémor-
ragie : les *hémorrhagies ex vacuo* qui se produiraient
dans une cavité brusquement vidée de son contenu.

Cette appréhension est chimérique. D'abord le foie,
l'abcès étant vidé, revient promptement sur lui-même,
comme on peut s'en rendre compte au cours même des
opérations. En second lieu, si la cavité ne s'affaissait

pas, le pus qui y est contenu n'en serait pas expulsé, et l'on ne comprend pas comment s'y produirait ce vide théorique, sauf dans le cas d'une aspiration à bloc, par un instrument étroit. Enfin, et c'est là la meilleure raison, le tissu du foie qui environne la poche est tellement thrombosé et transformé qu'il ne saigne pas facilement. Il saigne même très peu sous l'action de la curette. Il n'existe, en définitive, pas d'autre hémorrhagie opératoire que celle qui provient de l'incision du parenchyme sain, et en particulier des grosses veines.

b. Le *pneumothorax* est très redouté par certains chirurgiens et l'on peut voir, dans le compte rendu du Congrès français de chirurgie de 1906, quelle importance on lui a attribué dans toutes les opérations sur le thorax.

Sans discuter ici cette question pour le thorax en général, nous devons déclarer que le pneumothorax est très peu à redouter pour les opérations sur la portion hépatique du thorax. Il faut entrer dans quelques détails.

Le pneumothorax d'origine externe a pour *condition physique* la pénétration de l'air par un hiatus pratiqué à la paroi. Mais les auteurs ont négligé de mettre en lumière la *condition anatomique* nécessaire, et qui consiste dans le *rapport immédiat du poumon libre avec la paroi thoracique.* Pour que l'air puisse envahir la plèvre, il faut qu'il refoule le poumon, organe élastique et non adhérent. La pression atmosphérique transmise sur la surface du poumon le déprime ou plutôt lui permet de se déprimer par sa propre élasticité, cette propriété du tissu pulmonaire retrouvant son énergie au moment où la pression intra et extra-pulmonaire se font équilibre.

Or il existe une zone étendue dans laquelle le poumon n'étant pas en regard de la paroi thoracique, le pneumothorax ne peut être produit par une simple

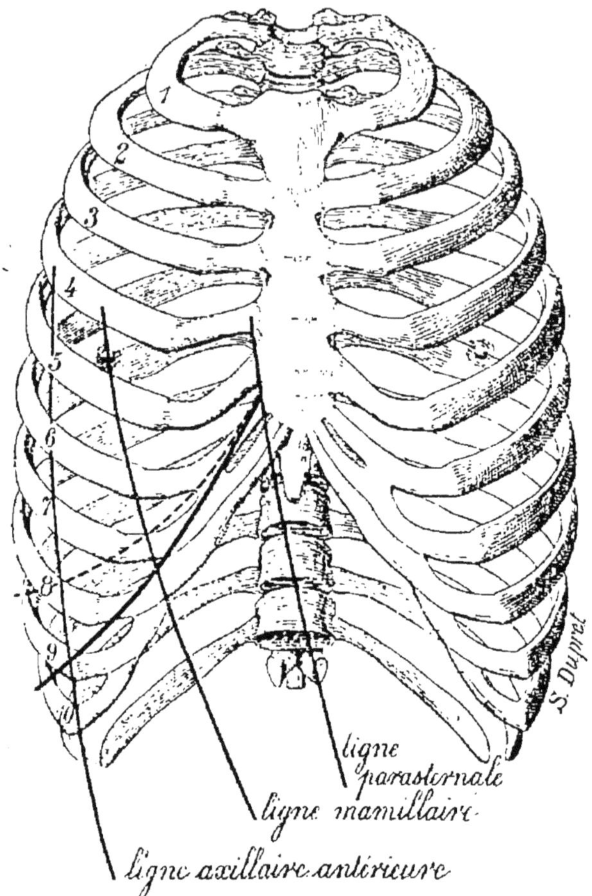

Fig. 4.

Sinus costo-diaphragmatique.

Face antérieure.

incision de cette paroi. Le poumon ne pénètre pas dans le sinus costo-diaphragmatique, et l'on peut par suite traverser cette région sans le rencontrer, ni s'exposer beaucoup à produire le pneumothorax.

La disposition de cette région est retracée dans les figures 4 et 5, à l'aide desquelles on peut comprendre la hauteur de ce sinus suivant les divers points où l'on veut l'attaquer,

Le fond du sinus, ou ligne de réflexion pleurale costo-diaphragmatique, ou plus simplement le *sillon*, part du bord droit du sternum au niveau de l'insertion de la septième côte, facile à reconnaître sur le malade ; de là cette ligne suit la partie supérieure de la pièce cartilagineuse commune, sous laquelle il n'y a point de plèvre ; elle passe sous la huitième côte au niveau de l'articulation chondro-costale ; sous la neuvième, à 2 centimètres plus en dehors ; sous la dixième côte, à 9 ou 10 centimètres de l'encoche qui indique l'union ligamenteuse de son cartilage à la pièce commune; le sillon passe sous la onzième côte à 5 centimètres de son bout

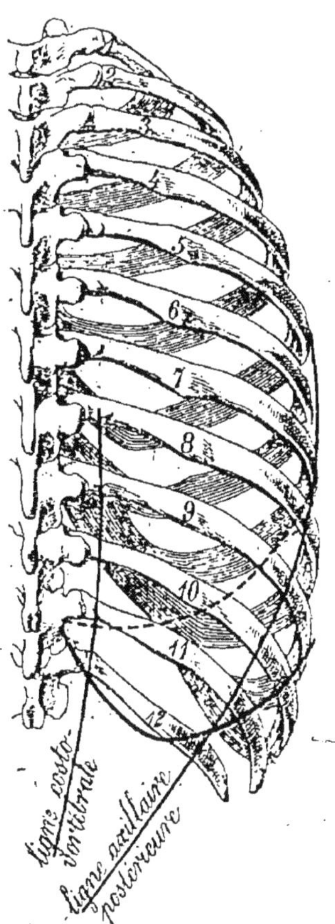

Fig. 5.

Sinus costo-diaphragmatique.

Face postérieure.

flottant, et sous la douzième côte, à 4 centimètres du bout flottant. De là, le sillon suit le bord inférieur de la douzième côte, et quelquefois même le dépasse un

peu par en bas, puis vient rejoindre l'apophyse transverse de la douzième vertèbre dorsale. Cette ligne que
nous indiquons est fixe ; elle marque la limite de la
plèvre d'une façon constante, et on comprend combien
il est important de la posséder dans l'esprit ou de la
tracer sur un thorax que l'on va opérer dans cette
région. Cette limite inférieure de la plèvre est donc en
même temps la limite inférieure du sinus costo-diaphragmatique, c'est-à-dire d'une cavité virtuelle dans laquelle
le poumon ne pénètre pas. Dans ce sinus une incision
donnera accès sur le diaphragme et non sur le poumon, et l'on pourra atteindre le foie sans produire le
pneumothorax, car le diaphragme, au lieu de s'écarter
du thorax, se meut parallèlement à lui, faisant glisser
plèvre sur plèvre, comme on peut le voir quand la plaie
est béante à cet endroit. Seulement la hauteur du sinus
n'est pas constante, suivant les mouvements respira-
toires, ni égale d'un bout à l'autre de sa circonférence.

La hauteur du sinus est plus grande quand la respiration est calme ; les grandes inspirations désordonnées,
les efforts musculaires du sujet, la période d'excitation
du chloroforme, peuvent l'amoindrir beaucoup, et
offrir brusquement le poumon au bistouri de l'opéra-
teur. Mais en période de calme on peut lui assigner les
hauteurs suivantes prises suivant les 5 lignes verticales indiquées sur les figures 4 et 5 :

Hauteur du sinus suivant la ligne parasternale, 1 cen-
mètre ;

Hauteur du sinus suivant la ligne mamillaire, 5 centimètres ;

Hauteur du sinus suivant la ligne axillaire antérieure,
8 centimètres ;

Hauteur du sinus suivant la ligne axillaire postérieure, 9 centimètres ;

Hauteur dans la gouttière costo-vertébrale, 5 centimètres.

Ainsi, l'on a une large bande de terrain non péril-
leux, dont le maximum correspond à la région axillaire, et dans laquelle le chirurgien peut agir sans rencontrer le poumon, sans produire le pneumothorax.

c. *Pyothorax*. — L'entrée du pus dans la plèvre, quand
on agit par voie transpleurale, est plus redoutable que
le pneumothorax, car elle produit une pleurésie infec-
tieuse très souvent mortelle.

La technique de l'incision et des sutures que nous
préconisons, et qui aboutissent à une véritable canalisation close à travers la plèvre, est le seul préservatif
efficace contre le danger.

d. *Blessures viscérales*. — C'est surtout dans les incisions par la voie abdominale que l'on peut blesser ou
effleurer quelque organe voisin. Dans les opérations
thoraciques, on n'a vraiment guère à redouter la bles-
sure du poumon, puisqu'il est habituellement trop
haut. Dans celles par la voie abdominale, il faut grande-
ment prendre garde de blesser ou tout au moins de
souiller l'intestin, l'épiploon, l'estomac et quelquefois
le rein. Ces organes, les premiers surtout, se présentent
souvent dans la plaie, et il faut savoir les protéger, et
les écarter comme dans toute laparotomie. Si l'on agis-
sait en un seul temps, comme le voulait Stromeyer-Little
et les chirurgiens de l'Extrême-Orient, on serait exposé
à plonger le bistouri dans l'intestin ou l'estomac. Mais
avec les incisions couche par couche, et la technique
habituelle des laparotomies, on évitera cet accident.

La hernie, la souillure de l'intestin ou de l'épiploon,

qui se présentent surtout dans les incisions basses et médianes, seront évitées par des compresses aseptiques. Il est aussi une bonne manœuvre qui fait barrière à ces

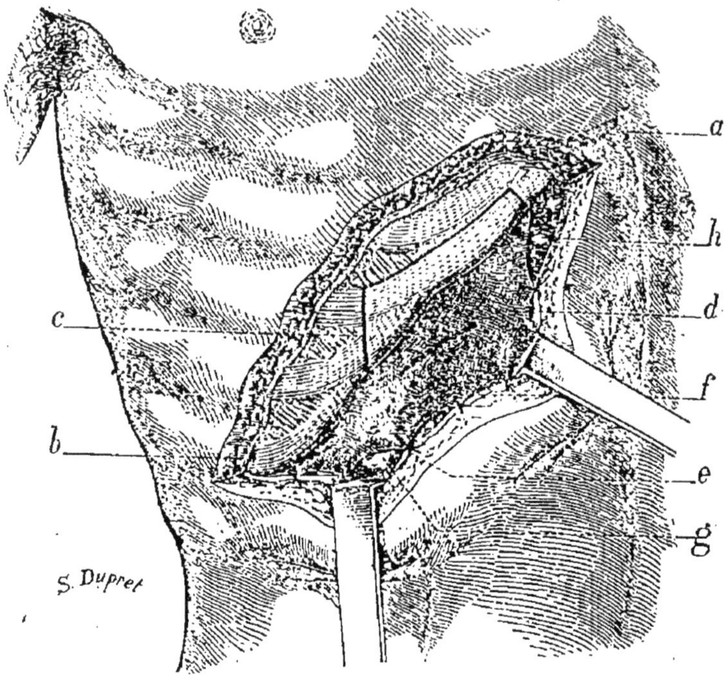

Fig. 6.

Région du bord thoracique.

a, appendice xiphoïde. — *b*, 10⁰ côte. — *c*, thoracotomie de Lannelongue. — *d*, bord du foie fixé à la lèvre inférieure de la plaie. — *e*, suture de Horner. — *f*, incision sur la face convexe du foie. — *g*, vésicule biliaire. — *h*, hernie de l'intestin.

procidences fâcheuses : c'est la suture dite de Horner. Elle consiste à suturer le bord libre du foie, dès que la section de la paroi est complète, avec la lèvre inférieure de cette incision. La suture prend assez largement le bord hépatique, et en face elle englobe le péritoine et les muscles, mais non la peau ; on pratique ainsi une véritable fermeture de la cavité abdominale, et la face convexe du foie reste exposée au fond de la plaie. Cette manœuvre n'est utile, bien entendu, que lorsqu'on a bien reconnu que la face inférieure du foie était indemne. Dans le cas contraire le bord du foie doit être soulevé et tous les organes abdominaux doivent être refoulés en bas par les mains d'un aide ou grâce à l'emploi exercé des compresses aseptiques.

Les complications ultérieures à l'opération sont la péritonite, ou la pleurésie purulente, parfois le phlegmon des parois, ou même la gangrène que l'on observait autrefois après des opérations sans antisepsie.

Ces diverses complications sont en somme banales : elles tiennent autant à l'insuffisance d'antisepsie, à l'imperfection de la technique, aux sutures mal faites, etc... qu'à l'état d'épuisement des sujets. Il est inutile d'y insister.

e. Mais une complication plus spéciale et partant digne d'un grand intérêt, c'est la *cholerrhagie.* Cette expression créée par BERTRAND [1] s'applique à un écoulement de bile en quantité notable, mélangée ou non au pus, mais lui donnant en tout cas un aspect tout spécial, d'une couleur jaune verdâtre, souvent mêlée de glaires, à odeur très fade. Ces caractères, quand on les a relevés une fois, ne laissent aucun doute sur la nature du liquide.

La cholerrhagie survient ordinairement quelques jours après l'ouverture de l'abcès, soit du cinquième au dixième jour. On pourrait sans doute la voir apparaître dès le moment de l'incision, si l'instrument tranchant

---

[1] BERTRAND. De la cholerrhagie qui suit les incisions d'abcès d'abcès du foie. *Revue de médecine,* mars 1890.

avait intéressé quelque canal biliaire important. Nous avons observé cet écoulement immédiat, primitif dans d'autres interventions sur le foie, mais non dans des incisions pour abcès ; mais il est évident que ce serait là une circonstance fortuite parfaitement réalisable. La cholerrhagie que l'on rencontre habituellement est *secondaire*. Elle indique, à n'en pas douter, un processus ulcératif, qui persiste à évoluer dans la paroi d'un abcès ouvert. Dans des autopsies on a trouvé au fond d'abcès anfractueux de petits pertuis communiquant avec des canaux biliaires volumineux.

C'est surtout dans des abcès avoisinant le hile que la cholerrhagie a été observée et qu'elle a été sérieuse.

L'étude anatomique de la paroi de l'abcès montre pourquoi il n'y a pas de cholerrhagie immédiate quand on pratique le curettage. Tous les canaux biliaires comme les vaisseaux sanguins sont thrombosés. « Ils « ont, dit RENDU, subi un travail irritatif grâce auquel « leur paroi s'épaissit, et leur lumière est oblitérée par « l'accumulation des cellules endothéliales. » Ces bouchons sont moins solides que ceux des vaisseaux sanguins, parce qu'ils sont muqueux et non fibrineux ; aussi, quand le processus ulcératif continue son œuvre, particulièrement au fond des diverticules, quelques-uns de ces amas biliaires et muqueux sont libérés, et en tombant laissent des bouches biliaires ouvertes jusqu'à ce que le tissu embryonnaire vienne les oblitérer.

Cliniquement cette complication répond à des abcès graves, à parois phlegmoneuses et gangréneuses, et dont les suites opératoires laissent à désirer. Elle apparaît ordinairement en même temps qu'une élévation thermique, et elle devient à son tour une cause nouvelle d'infection et d'épuisement du malade.

L'*infection*, elle la produit en arrêtant le bourgeonnement réparateur de l'abcès. On peut s'apercevoir que les lèvres de la plaie tégumentaire cessent de bourgeonner et deviennent flasques et pâles dès qu'elles sont quotidiennement baignées par un écoulement biliaire. Il en est de même à l'intérieur de la poche, où l'on peut assurer que le travail de comblement est suspendu par le bain biliaire qu'elle subit. Souvent même les surfaces bourgeonnantes sont revêtues d'un enduit grisâtre, pultacé, de mauvais aspect.

Au point de vue de la *dénutrition* générale, le préjudice causé par la cholerrhagie est encore plus sensible. Les fistules biliaires sont, en effet, au point de vue expérimental, une cause de dépérissement et de mort rapide pour les animaux qui les ont subies. On ne peut les sauver qu'en les suralimentant d'une façon intensive. Or, comme la suralimentation est impossible dans les cas qui nous occupent, on peut déclarer que la cholerrhagie est toujours une complication sérieuse.

Ici le salut est dans l'oblitération prompte de la fistule biliaire. Mais le moyen d'y arriver n'est pas dans les mains du chirurgien. Cette oblitération n'est amenée que par les progrès du bourgeonnement de la paroi, ce qui constitue un cercle vicieux. De même que le mécanisme de la cholerrhagie consiste dans une ulcération progressive qui se fait dans la paroi quelques jours après l'ouverture de l'abcès, de même la fin de cet écoulement marque la bonne formation des bourgeons charnus dans la partie ulcérée.

Tout ce qui favorisera la formation rapide de ce bourgeonnement, arrêtera la cholerrhagie, ou en facilitera la terminaison. Le meilleur traitement préventif est dans le curettage, et nous n'avons guère eu de cholerrhagie grave que dans les cas où quelque raison (débilité extrême du malade, vaste étendue et anfractuosités de la poche) avait empêché ou trop limité le curettage. L'expulsion entière du détritus, la désinfection de la poche, la béance large et bien maintenue de l'ouverture sont les conditions les plus favorables à opposer à cette complication. Enfin, nous n'hésitons pas dans les cas inquiétants à pratiquer un second curettage, conduit avec prudence et que l'on fait suivre d'injections d'eau oxygénée et d'un tamponnement modéré.

Si l'on pouvait reconnaître une brèche dans quelque canal biliaire important, dans la région du hile, on serait fondé à en pratiquer le drainage comme dans la méthode de KEHR, et à profiter d'un tube introduit à ce niveau pour injecter quelques centimètres cubes de bile de bœuf dans les voies digestives à chaque repas. Cette introduction paraît préférable aux autres tentatives d'opothérapie. On pourra cependant, en dehors de ce cas particulier, user de l'opothérapie biliaire suivant la meilleure forme que l'on aura sous la main et en même temps prescrire un traitement reconstituant et une alimentation aussi riche que le malade pourra la supporter.

Choix de la méthode. Technique opératoire. — Comme nous venons de le dire plus haut, l'opération moderne de l'abcès du foie consiste en une ouverture large, faite dans toutes les conditions d'une antisepsie rigoureuse (*asepsie préparatoire, antisepsie des manœuvres terminales*), précédée d'une ponction aspiratrice et complétée par un nettoyage complet de l'abcès avec curettage, s'il y a lieu. Cette méthode s'appliquera à tous les cas, sans grands changements, sauf en quelques détails qui varient suivant les connexions anatomiques de la région choisie. Ces variations n'ont trait, d'ailleurs, qu'aux couches superficielles, le traitement de l'abcès proprement dit étant partout le même.

La plupart des chirurgiens font précéder l'opération principale d'une *ponction exploratrice*, qui dans ce cas peut être regardée comme une ponction conductrice. Nous en avons suffisamment parlé à propos de la recherche du siège de l'abcès. Envisagée seulement ici comme premier acte de l'opération définitive, elle peut bien, du même coup, être un complément de diagnostic, si le chirurgien économe de ses manœuvres et des souffrances à imposer à son malade, a cru devoir réserver la ponction pour le jour de l'opération. Cette conduite est sage, toutes les fois que le diagnostic est par avance assez bien établi, pour ne pas pouvoir être remis en question par des ponctions plus ou moins heureuses. Mais nous estimons que, si l'abcès est douteux, si sa position est inconnue, si l'on se croit exposé à de longues recherches, avant de trouver le foyer, c'est dans une ou plusieurs séances préalables qu'il faudra ponctionner, quitte à hâter l'opération, à la pratiquer dès le lendemain, si le pus a été rencontré par l'aiguille aspiratrice.

Au contraire, si le diagnostic ne fait pas de doute, si le siège lui-même est à peu près déterminé, si l'opération est formellement décidée, la ponction n'étant plus pour le diagnostic un complément indispensable, mais fixant exactement le point d'incision et la profondeur du foyer, elle devra être pratiquée sur la table même d'opération. Alors elle est réellement *conductrice* si on laisse l'aiguille à demeure, comme le veulent quelques chirurgiens, pour servir de guide au bistouri jusque dans le foyer.

En réalité, la présence de l'aiguille, pendant les manœuvres d'incision couche par couche et de sutures séreuses, etc., est plutôt gênante et nous ne la trouvons utile que dans les cas où un abcès profond très difficile à trouver aurait été enfin découvert par une ponction plus heureuse que les précédentes. D'ailleurs, si l'aiguille a été enlevée et qu'après incision des parois on ait quelque peine à retrouver la direction de l'abcès, il est très facile sur le foie mis à nu de refaire une nouvelle ponction capillaire. Le chirurgien devra donc toujours avoir sous la main un appareil aspirateur aseptisé, indépendamment de celui qui aura servi aux recherches préalables.

Mais il peut se présenter des cas où les ponctions étant restées muettes on a quand même la conviction de la présence d'un abcès. Devra-t-on opérer alors sans avoir recueilli cette preuve dernière et irréfragable? La question est très difficile à résoudre d'une façon générale. Ainsi, dans le doute, une opération par thoracotomie n'est pas possible. La thoracotomie n'est pas une manœuvre exploratrice parce qu'elle doit rester étroite. Seule dans le doute une laparotomie peut être pratiquée, parce qu'elle permet à la rigueur d'explorer le foie et de le palper à pleine main sans grand dommage. A notre avis, il faut être très économe de pareilles manœuvres, d'abord parce qu'elles sont toujours sérieuses, ensuite parce qu'elles pourraient encore laisser ignorer un abcès profondément situé, comme cela s'est vérifié dans l'opération que nous avons relatée à propos des difficultés du diagnostic. Ainsi nous n'admettons la laparotomie exploratrice qu'exceptionnellement et quand il y a à la fois *certitude formelle* de suppuration hépatique et *urgence absolue* d'intervention.

Ces manœuvres préalables étant réglées, voyons comment il faut aborder l'hépatite suppurée suivant la région où proémine l'abcès. Il peut être atteint par la *voie thoracique*, ou par *la voie abdominale*.

Premier cas. — La voie thoracique convient à la majorité des abcès du lobe droit et de la convexité ; à ceux dont la ponction a démontré qu'ils sont accessibles dans un des espaces intercostaux favorables (8e, 9e ou 10e) ; c'est ordinairement depuis la ligne axillaire postérieure jusqu'à la ligne mamillaire que l'on sera conduit à agir le plus en dehors possible. En décrivant la technique de cette opération thoracique nous aurons tracé un programme opératoire type duquel on n'aura que peu de détails à modifier, en portant le bistouri dans d'autres régions.

L'opération *transpleurale* consiste en une *incision des téguments*, une *résection de côtes*, une *suture pleurale*, une *incision du diaphragme et du foie*, un *curettage de l'abcès*.

L'appareil instrumental est banal : bistouri, sonde cannelée, pinces à forcipressure, rugines, détache-tendons en spatule, daviers à esquilles, cisailles bec de perroquet de Collin, dont le bord concave mousse embrasse la côte sans blesser la plèvre, aiguilles d'Hagdorn ou autres avec un long catgut fin et solide armé de deux aiguilles, écarteurs, enfin curettes utérines longues de deux ou trois numéros, et, si l'on veut, curette à irrigation.

Nous proscrivons la curette à bords dentelés comme trop offensive et les curettes mousses comme trop insuffisantes.

L'anesthésie chirurgicale est indispensable et nous la pratiquons au chloroforme.

6.

L'asepsie doit être rigoureuse comme pour toutes les opérations viscérales.

a. *Incision des téguments.* — Supposons que la ponction ait amené du pus dans le huitième espace intercostal : on incisera dans une longueur de 8 à 10 centimètres, *sur la neuvième côte*, suivant une direction légèrement courbe et parallèle à la côte.

L'incision, faite avec un petit couteau, fort met à nu le tissu osseux du premier coup.

b. *Résection de la côte.* — Dénudation rapide de la côte avec le détache-tendons; résection sous-périostée sur une longueur de 6 à 8 centimètres, à l'aide de deux coups de cisaille et sans que la plèvre ait été ouverte. Si l'artère intercostale donne, on y met une ou deux pinces à pression.

La plaie se présente alors comme une longue boutonnière (fig. 7), les deux bouts de la côte apparaissent à ses extrémités, et entre eux se voit une bandelette lisse formant gouttière et qui est constituée par le périoste costal cachant la plèvre. C'est *dans ce lit de la côte* qu'il faut faire l'incision de la plèvre costale; on la pratique de bout en bout, sur une longueur de 6 à 8 centimètres et aussitôt, entre ses lèvres qui s'écartent, on aperçoit une surface lisse, humide, pâle, verticale, qui passe et repasse sans s'écarter de la paroi entre-bâillée à chaque mouvement respiratoire : c'est le diaphragme revêtu de son foyer pleural.

c. *Suture de la plèvre.* — Si l'on déprimait cette surface avec le doigt, on amènerait artificiellement un pneumothorax qui n'a pas de lui-même tendance à se produire. Quelquefois, il est vrai, si le malade s'agite, quelques bulles d'air peuvent y pénétrer; mais en agissant avec décision et rapidité, on évite cette complication, grâce à la *suture pleuro-pleurale* établie sur chaque lèvre de la plaie. Pour cela, on fixe les deux

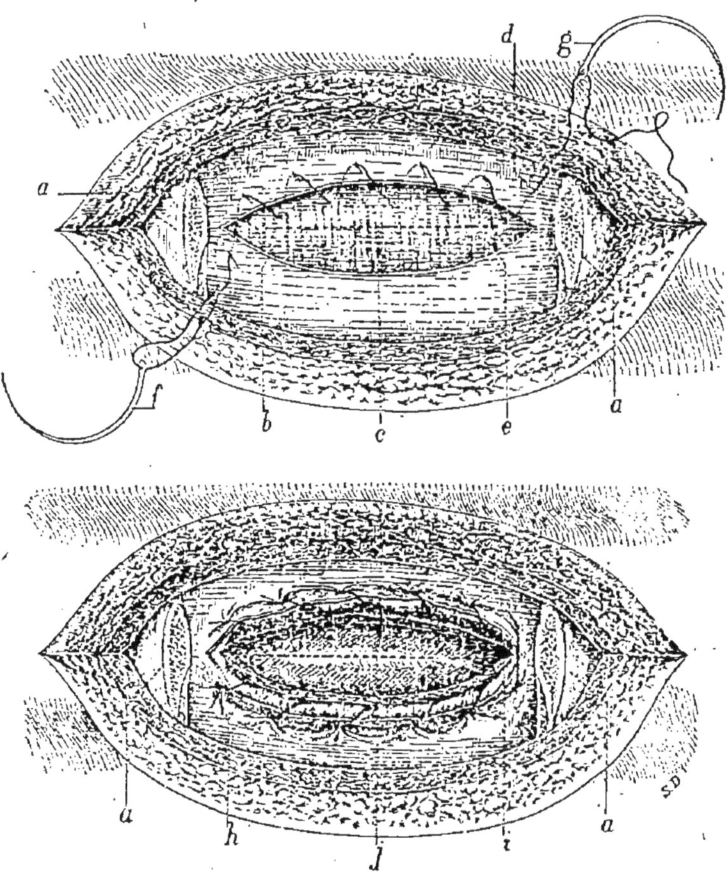

Fig. 7 et 8.

Détail de la suture pleurale costo-diáphragmatique.

aa, bouts de la côte réséquée. — *b*, bord de la plèvre costale incisée. — *c*, lieu où l'on fera l'incision sur le diaphragme. — *d*, point initial de la suture. — *e*, plèvre diaphragmatique. — *f*, aiguille qui a suturé la lèvre supérieure. — *g*, aiguille qui va suturer la lèvre inférieure. — *h*, suture enserrant le feuillet costal et le diaphragmatique. — *i*, foie à nu. — *j*, lieu où l'on va inciser le foie.

lèvres de la plaie pariétale chacune à un pli parallèle de la plèvre diaphragmatique qui n'a pas encore été incisée. Entre ces deux lignes de suture, il doit rester un espace haut de 8 à 10 millimètres pour pouvoir entre elles sectionner le diaphragme. Nous avons l'habitude de pratiquer cette suture avec une aiguillée de catgut assez fin, dont chaque chef est armé d'une aiguille d'Hagdorn. Le premier point prenant la commissure droite de la plaie pleuro-costale et un pli de la plèvre diaphragmatique, est noué à l'aide du fil tiré à moitié. De sorte qu'il y a deux chefs à peu près égaux armés chacun d'une aiguille, ainsi qu'on le voit sur la figure 5. Le chef supérieur formera le surjet supérieur courant de droite à gauche; l'inférieur, le surjet inférieur dans le même sens. Les deux chefs s'étant rejoints, se nouent ensemble sur la commissure gauche : de la sorte on a par deux lignes de suture formé une boutonnière encore fermée, mais où l'adossement des plèvres est assuré sur deux lignes parallèles.

d. Un bistouri pointu sectionne alors le *diaphragme* sur une longueur de 5 à 6 centimètres, ce qui ouvre largement la boutonnière. Le *foie* est ensuite incisé lui-même, soit d'un seul coup si l'abcès est superficiel; soit lentement, à petits coups et en surveillant l'hémorrhagie, si l'abcès est profond.

Quand il y a une forte épaisseur de foie sain à traverser, il est plus prudent de le faire en dilacérant le tissu hépatique à l'aide d'un instrument mousse qui suit le trocart resté en place, ou la sonde cannelée qui l'a remplacé. Il y a quelquefois lieu, pour ne pas s'égarer, de refaire une nouvelle ponction à ce moment, si l'on a perdu la trace de l'abcès.

Enfin, le pus s'écoule souvent à grands flots et le doigt indicateur entré tout entier dans la plaie hépatique peut explorer et parfois mesurer la cavité. La face interne d'un abcès phlegmoneux offre au doigt une surface tomenteuse, frangée mais douce, pulpeuse et semblable à une mousse qui tapisserait les pierres d'un ruisseau.

e. *Curettage*. — C'est sur cette mousse, véritable deliquium hépatique destiné à disparaître, que la curette agira avec efficacité.

Cette boue, ce putrilage, si on ne les détache pas, vont entretenir pendant longtemps une suppuration septique et un processus ulcératif encore abrités. Pourquoi ne pas déterger d'emblée les parois de l'abcès par un curettage complet ?

Cette idée avait déjà préoccupé ZANCAROL, d'Alexandrie qui insistait sur la toilette de l'abcès et la décrivait de le façon suivante[1] : « De forts écarteurs étant introduits dans l'incision, tiennent les parois de l'abcès contre les parois du péritoine ; je procède alors au nettoyage de l'abcès ; je fais d'abord passer un fort courant d'eau distillée, tiède, puis je détache avec le doigt ou avec l'éponge les caillots de pus qui adhèrent aux parois, ainsi que toutes les autres parties sphacelées du tissu hépatique. »

Nous ne trouvons pas dans ce passage trace de l'emploi d'une curette. D'ailleurs, dans un mémoire plus récent, ZANCAROL dit précisément : « C'est à tort que ce point de l'opération a été considéré comme un raclage. C'est un nettoyage avec des éponges montées et pas autre chose. »

Ainsi la méthode du curettage que nous avons employée dès 1888, a bien été imaginée en France par

---

[1] ZANCAROL, *Semaine médicale*, 25 mai 1889. — Du même. *Traitement des abcès du foie*, Paris, Steinheil, 1893.

nous-même et nous avons eu la plus vive satisfaction à la voir donner des succès presque constants entre les mains de nos élèves et de nos collègues de la marine et de l'armée. Ce curettage est d'ailleurs très prudent. Nous explorons d'abord avec attention les parois de l'abcès avec le doigt, car si la paroi était formée d'une coque fibreuse comme dans l'abcès enkysté, le curettage serait inutile, mais si le doigt constate la présence de ces détritus pulpeux dont nous avons parlé, la curette utérine est aussitôt introduite, et fait un grattage modéré mais ferme sur toute la surface de l'abcès. De temps en temps le doigt, préférable à la vue, s'assure du travail accompli et, si la boue hépatique est abondante, une irrigation chaude entraîne toute cette raclure. Puis la curette reprend son œuvre de façon à ne négliger aucune région, aucune anfractuosité. Pour combiner les lavages au curettage lui-même, on peut se servir d'une de ces curettes à manche tubulé, utilisées en gynécologie, et que l'on raccorde avec un siphon chargé d'eau stérilisée.

Il peut arriver que l'instrument ne morde pas dans des tissus trop mous, macérés, et flottants dans la cavité purulente. On s'efforce alors de soutenir ces débris avec la pulpe de l'index pendant que la curette les coupe vers leur base. La résistance du tissu hépatique sain, et comme une sorte de cri que le grattage produit lorsqu'il n'existe plus de détritus à décoller, avertissent que l'œuvre de la curette est achevée. D'ailleurs à ce moment le liquide qui s'écoule de l'abcès n'est plus qu'une sérosité sanguinolente.

En procédant avec cette prudence nous n'avons jamais vu de sang s'écouler d'une façon notable. D'ailleurs, comme nous l'avons dit souvent, la crainte de l'hémorrhagie est chimérique. La zone de tissu qui forme la paroi de l'abcès est tout à fait transformée, et tous les vaisseaux sanguins et biliaires y étant thrombosés, la curette ne peut occasionner ni saignement sérieux ni cholerrhagie immédiate.

Outre son innocuité et son efficacité, le curettage présente encore l'avantage de mettre à jour quelquefois une seconde poche purulente, s'il en existe au voisinage de celle que l'on traite. La cloison qui sépare deux abcès, mince et flottante, est quelquefois directement crevée avec la curette au cours du grattage et l'on voit arriver un nouveau flot de pus.

Mais, c'est surtout sur la brièveté des suites, et sur l'amélioration rapide de l'état général des opérés que le curettage exerce une action remarquable, donnant ainsi le bénéfice d'une guérison prompte à des gens qui auraient péri de consomption.

En résumé, nous n'hésitons pas à attribuer au curettage une très grande part dans l'amélioration des statistiques que fournissent maintenant nos hôpitaux.

Drainage et soins consécutifs. — Le drainage est indispensable; il est fait avec deux gros tubes allant jusqu'au fond de la cavité. Quelquefois, si la plaie saigne, on y ajoute un tamponnement de gaze iodoformée.

Une grande injection d'eau bouillie est pratiquée aussitôt que les drains sont en place, en s'assurant bien que le reflux est facile. A cause de la pénétration possible du liquide dans la plèvre ou dans le péritoine, l'injection post-opératoire doit se faire sans antiseptiques. Celles que l'on pratique ensuite quotidiennement peuvent être additionnées de permanganate de potasse, d'eau oxygénée, ou de tout autre antiseptique non toxique, mais il faut toujours être bien assuré du libre reflux du liquide par les drains et de la formation des

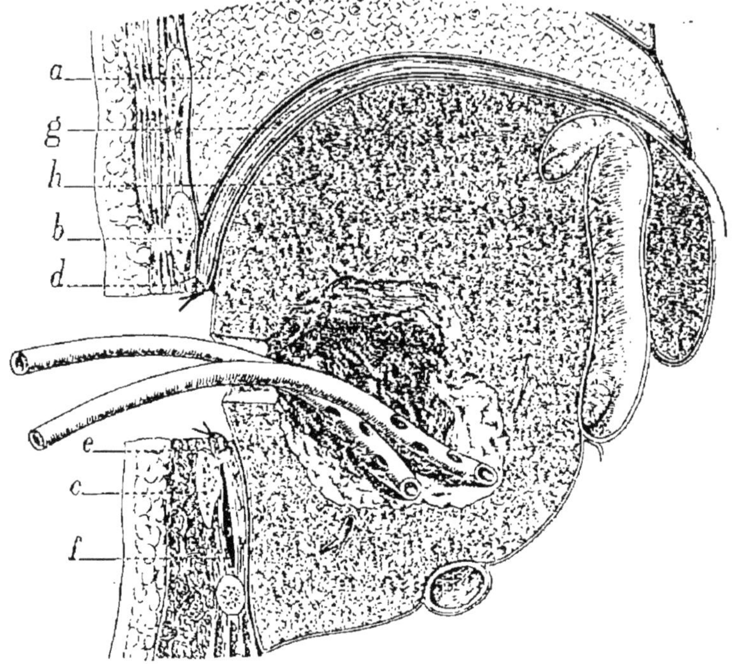

Fig. 9.

Abcès du foie drainé après opération transpleurale.

a, poumon. — *b*, 8ᵉ côte. — *c*, 10ᵉ côte. — *d*, partie supérieure de la plèvre fermée par la suture costo-diaphragmatique. — *e*, partie inférieure de la plèvre suturée de la même façon. — *f*, fond du sinus pleural. — *g*, diaphragme. — *h*, foie.

adhérences. Des injections phéniquées faites trop brusquement les premiers jours ont passé dans le ventre et amené des désastres.

Ces grandes injections, désapprouvées par quelques chirurgiens, sont nécessaires tant qu'il y a des détritus et de la boue hépatique. Il faut, au contraire, les supprimer dès que la boue hépatique a cessé de s'écouler et que le pus a perdu le caractère parenchymateux, ce qui survient au bout de une à deux semaines avec un curettage bien fait. Sans curettage, la période d'élimination des détritus dure au moins un mois et souvent plusieurs; la béance de la plaie et les grands lavages doivent alors être maintenus pendant longtemps sous peine de voir la fièvre reparaître.

En tous cas, dès qu'il n'y a plus qu'un peu de pus blanc homogène, c'est que la cavité hépatique est cicatrisée. Il ne reste plus que la cheminée du drain, tapissée de bourgeons charnus. Il faut alors supprimer drainage et irrigations.

Si cette suppuration blanche persistait longtemps, il faudrait en rechercher la cause dans une ostéite costale qui pourrait amener une fistule intarissable. Mais les opérations bien faites avec résection costale préviennent ordinairement cette complication.

Les *soins généraux* sont ceux que méritent tous les grands opérés. Les considérations tirées de l'état hépatique ou intestinal perdent à ce moment de leur importance. Le malade n'est plus un hépatique auquel le vin est interdit. Il est un grand blessé, un laparotomisé, un opéré en état de shock suivant les circonstances. Les injections de sérum, le champagne frappé en tisane, l'opium, la caféine, peuvent trouver leurs indications dans les premières journées; et l'on sera souvent surpris de voir que l'hépatique, le dysentérique de la veille devient en quelques jours un convalescent plein de vie, dont les fonctions digestives se restaurent à merveille, et qui arrive, par une suralimentation qu'il réclame sans cesse, à récupérer dans un délai d'une brièveté surprenante les 25 ou 30 kilogs qu'il avait mis plusieurs mois à perdre. On voit des opérés gagner de 500 grammes à 1 kilog par jour.

Si la convalescence manque de cette allure franche et rapide, si la fièvre reparaît, il faut d'abord rechercher les causes locales d'une mauvaise antisepsie de l'abcès, et si l'abcès est manifestement bien drainé et irrigué, s'il est en bonne voie de bourgeonnement, il faut soupçonner et rechercher un autre foyer de suppuration.

Deuxième cas. — L'abcès doit être ouvert en dessous des côtes : il s'agit d'une véritable *laparotomie*. Elle se pratique sur le point ponctionné qui a donné du pus, ou du moins aussi près que possible de ce point. Cependant, il y a des régions dont il faut autant que possible s'écarter. C'est d'abord la région du hile, *zone dangereuse* au point de vue des hémorrhagies. On recherche alors surtout du côté externe un autre point où l'on puisse atteindre l'abcès.

On doit aussi éviter les incisions éloignées du bord costal, et si une ponction faite assez bas dans le ventre donnait du pus, il faudrait quand même se rapprocher de ce bord à cause du retrait que subit rapidement le le foie après que l'abcès a été évacué. Ce retour du foie à ses limites normales est immédiat; il se produit pendant l'opération même, de sorte qu'il est arrivé à des chirurgiens qui avaient sectionné le ventre à 5 ou 6 centimètres du bord thoracique, exactement sur le point où la ponction avait donné du pus, de voir la section hépatique fuir de plusieurs centimètres sous la lèvre supérieure de l'incision pariétale. Comment alors maintenir le parallélisme des plans incisés, la canalisation du pus, et éviter une infiltration dans le péritoine? Si l'on réussissait à bien drainer dans ces conditions, en fixant le foie dans sa position abaissée, on préparerait une ptose cicatricielle de la glande hépatique qui aurait plus tard des inconvénients sérieux.

Aussi nous posons comme règle que l'incision ne doit pas, autant que possible, s'écarter du bord inférieur du thorax. La meilleure des incisions centrales suivra le bord costal et en même temps restera parallèle au bord libre du foie (dans sa position normale). Elle permettra de rechercher le pus, en suivant le foie à droite ou à gauche, si l'on n'est pas tombé d'emblée sur le foyer purulent ; et cet agrandissement se fait, sans cesser jamais d'être en terrain hépatique. Elle permet encore de le rechercher aussi bien sur la face supérieure que sur la face concave de l'organe. En effet, quand la voussure proémine au-dessous du thorax, il se peut que l'abcès soit accessible sur l'une ou sur l'autre des deux faces du foie. Or, après l'incision faite, la technique sera différente dans l'un ou l'autre cas.

Abcès de la face convexe (voir fig. 6). — C'est encore le cas le plus fréquent et le plus favorable. L'abcès s'offre, en général, directement au regard du chirurgien, la ponction en ayant bien déterminé le siège. C'est alors qu'il est prudent, avant de l'ouvrir largement, d'établir une barrière au niveau de la lèvre inférieure de la plaie, pour éviter la pénétration du pus dans le péritoine et surtout la hernie et la souillure de l'épiploon ou de l'intestin.

L'apparition de l'intestin se fait ordinairement vers la commissure interne de la plaie. On fera donc rapidement une suture en surjet, au catgut, ou par quelques points séparés, en partant de l'extrémité interne, et en fixant le bord du foie à la lèvre inférieure de l'ouverture pariétale ; la peau ne doit pas être comprise dans cette suture, mais seulement le péritoine et un plan aponévrotique et musculaire.

Nous ne croyons pas nécessaire de faire une suture entre le foie et la lèvre supérieure de la plaie, parce que l'espace séreux, sus-hépatique, n'a pas besoin d'être protégé comme le ventre. Il n'est pas déclive, ni béant, et il ne contient point d'organe capable de faire hernie. Cependant SCHWARTZ, dans son excellent *Traité de chirurgie hépatique,* estime qu'il vaut mieux faire une suture sur les deux lèvres de la plaie. C'est un excès de précaution qui ne peut nuire.

D'ailleurs, tout le pourtour de la plaie doit être garni de compresses de gaze avant le passage du pus. Il ne reste plus alors qu'à inciser le foie d'un seul coup de bistouri si le pus est proche, et même avec un instrument mousse si l'épaisseur de foie sain à traverser est considérable.

Nous nous sommes servi, dans certains cas, de la sonde cannelée, des ciseaux mousses introduits fermés, d'un béniqué, du doigt même pour agrandir le passage.

L'abcès largement ouvert est traité comme dans la transpleurale : curettage, irrigations, drainage.

Si l'abcès est à peine accessible au bord du thorax, et que l'on comprenne qu'il y aurait avantage à l'ouvrir un peu plus haut, on peut avoir recours au procédé que LANNELONGUE avait imaginé pour atteindre la face convexe dans les cas de kyste hydatique : c'est la *thoracotomie* ou résection du bord inférieur du thorax. Cette résection thoracique inférieure peut emporter jusqu'à 3 centimètres de hauteur de la pièce cartilagineuse commune sans entrer dans la plèvre. Si l'incision a été bien faite sur le bord cartilagineux, on désinsère facilement le grand oblique et la portion externe du muscle droit. Puis, on isole avec la rugine la pièce cartilagineuse commune en serrant le squelette de très près. On sectionne alors aux ciseaux ou au bistouri le cartilage costal à 2 ou 3 centimètres en dehors de l'appendice xiphoïde et sur une hauteur de 2 ou 3 centimètres; puis la section se porte obliquement en dehors et en bas, parallèlement au bord thoracique, de façon à venir tomber sur le point d'union de la dixième côte avec les cartilages. Le sillon pleural n'est jamais atteint dans cette manœuvre. La portion cartilagineuse que l'on a réséquée est de forme trapézoïde, à base constituée par le bord libre. L'échancrure que l'on a ainsi obtenue est susceptible de rendre dans certains cas d'excellents services.

Abcès de la face concave. — Mais l'incision bordant le thorax ayant été pratiquée, on s'aperçoit que l'abcès ne fait pas saillie à la face convexe; il faut au contraire aller le rechercher à la face concave. C'est là un cas plus difficultueux, car on rencontrera déjà souvent un commencement de péritonite avec des adhérences. En tous cas le péritoine, l'épiploon, l'intestin ne pourront être écartés absolument du champ opératoire : il faudra les protéger à grands renforts de compresses aseptiques. Le foie sera soulevé doucement avec de grands écarteurs et si l'abcès est profond, par exemple vers la fossette rénale, il sera bon de fixer le foie relevé, au bord thoracique, par quelques points de suture; on aura ainsi un espace largement ouvert analogue à celui que l'on met à jour pour les opérations sur le cholédoque, et l'on pourra agir avec sûreté. Il n'y a, en effet, rien de difficile et de dangereux comme l'ouverture et le curettage d'un abcès profond de la face concave, et l'on comprend tout le prix qu'on doit attacher à ne point inonder le ventre, l'épiploon et les anses intestinales de sang et de pus. C'est donc au milieu d'un entonnoir de valves et de gazes protectrices qu'on nettoiera l'abcès,

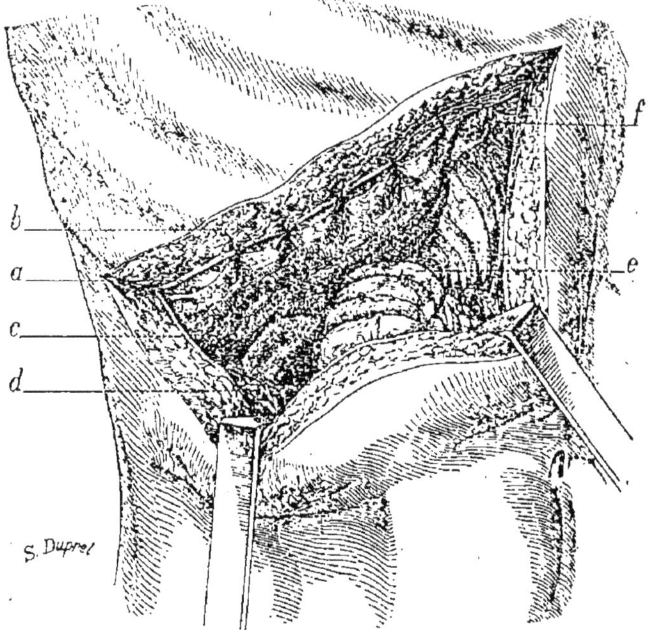

Fig. 10.

Opération pour abcès du foie de la face concave.

a, bout de la 12ᵉ côte. — *b*, bord tranchant du foie relevé et suturé à la lèvre supérieure de la plaie. — *c*, fossette rénale à la face concave du foie. — *d*, rein (le feuillet péritonéal est supprimé). — *e*, angle du côlon. — *f*, vésicule biliaire.

qu'on en raclera toute la paroi, et qu'on établira drainage et irrigations.

Il peut arriver que l'incision d'élection, entéroexterne et longeant le bord thoracique, ne soit pas utilisable ; elle ne l'est point, en effet, si la voussure a été

ponctionnée avec succès sur la ligne médiane, ou très
en arrière vers la région lombaire.

Sur la ligne médiane, l'incision doit être verticale
suivant la ligne blanche, ce qui permet de ne pas désé-

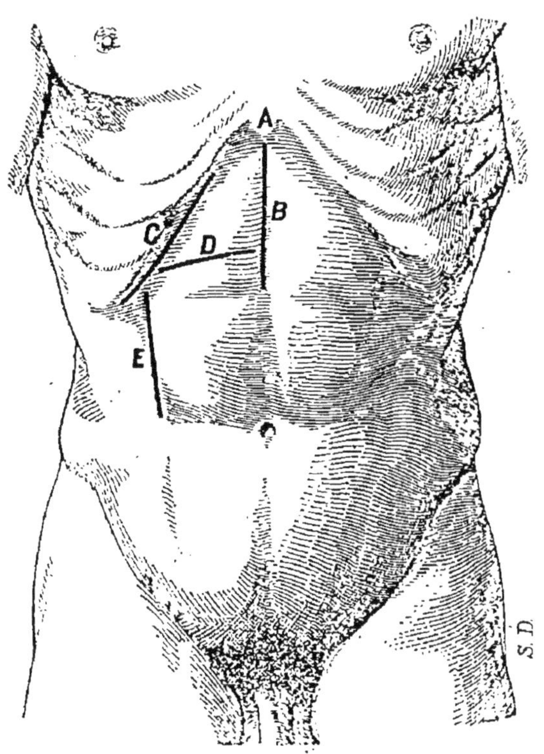

Fig. 11.
Diverses incisions abdominales.

A, appendice xiphoïde. — B, incision médiane. — C, incision d'élection. —
D, incision trop basse à éviter. — E, incision pour migration abdominale.

quilibrer la musculature du ventre, et qui donne un
excellent accès sur le foyer purulent. Là l'opération est
ordinairement simple ; aucune suture n'est nécessaire ;
le curettage est direct et facile. Les abcès que l'on

atteint à ce niveau sont rarement considérables, car s'ils étaient très volumineux on les attaquerait aussi facilement et avec plus de profit sur le bord externe du muscle droit.

En arrière, près de la masse sacro-lombaire, l'incision est analogue à l'incision entéro-externe, c'est-à-dire qu'on la dirige parallèlement aux côtes; mais comme elle est réservée à des abcès très profonds, logés dans le bord postérieur du foie ou dans la région sus-rénale, ou au lobe de Spigel, elle doit être souvent très étendue, et n'ouvre cependant qu'une voie difficultueuse. A cette région, en effet, la masse sacro-lombaire forme une limite rigide qui empêche l'incision de s'étendre vers la colonne vertébrale ; de plus, cette masse musculaire et le carré des lombes rendent le chemin à parcourir plus étroit et plus profond. La plèvre, qui descend à ce niveau jusqu'à la dernière côte, constitue aussi un écueil à éviter. Enfin le rein, s'il n'a pas été atteint par la suppuration, doit rester en dehors du champ opératoire, protégé dans sa loge par le péritoine dont le plan séreux forme un mur oblique au fond de la plaie. L'incision sera donc étendue sur le bord de la douzième côte, depuis les fibres les plus externes de la masse sacro-lombaire, qu'il n'y a aucun avantage à entamer. Le carré des lombes sera sectionné près de la côte ou son arcade détachée de celle-ci.

La douzième côte sera fortement soutenue en haut par une large valve, qui protègera le diaphragme et la plèvre. Le côlon et les autres organes abdominaux seront refoulés en bas, le rein restant voilé à sa place, vers la colonne vertébrale. Le foie se présente dans cette brèche, et il faut s'attendre à lui voir des rapports anormaux. Quand on est intervenu de cette façon, on l'a

trouvé étendu en bas, au-devant du rein, sa face concave devenue presque verticale. D'autres fois le bord
postérieur, distendu par un abcès, refoule en bas le
rein hors de sa loge. Dans ces cas difficiles, on doit
s'aider du doigt, de la vue et de l'aiguille aspiratrice
dirigée sur tout point suspect pour déceler la présence
d'un foyer purulent. Dans l'observation citée plus haut,
on peut juger des difficultés auxquelles donnent lieu ces
abcès postérieurs, qui pourtant ne peuvent être atteints
que par cette voie.

Il serait cependant possible, à la rigueur, d'atteindre
un abcès tout à fait postérieur (lobe de Spigel, bord
postérieur du lobe gauche) par une incision para-verté-
brale, faite dans le sens vertical, analogue à celle que
Treves et nous-même avons employée pour le curettage
des corps vertébraux. Mais que de difficultés et de dangers pour s'ouvrir un chemin jusque dans le foie à ce
niveau ! Cette incision n'a pas été pratiquée sur le
vivant dans le but que nous indiquons ici.

Il nous reste maintenant à exposer le traitement des
migrations et *complications* des abcès du foie.

Ainsi que nous l'avons indiqué à propos de la marche
de la maladie et de ses terminaisons, les migrations
consistent dans l'envahissement des cavités voisines ou
des organes prochains par le pus d'un abcès qui n'est
pas resté cantonné dans le foie.

Les complications sont des faits pathologiques sura-
joutés, provoqués par la présence du pus dans le foie,
mais non par son irruption hors du foie : ainsi un
pyothorax, résultant d'un abcès du foie ouvert dans la
plèvre, est une migration; une pleurésie séreuse ou
purulente, causée par le voisinage d'un foie suppuré, est
une complication.

7.

Mais ces distinctions, indispensables et très logiques quand on étudie l'évolution complète d'une maladie, perdent de leur importance s'il s'agit du traitement qu'il y a lieu d'y apporter. En exposant les opérations nécessitées par les migrations, nous nous trouverons avoir indiqué le plus souvent le traitement des complications correspondantes.

Il y a d'abord un principe à poser : dans toute migration d'un abcès d'origine hépatique, il faut aller chercher le pus dans le foie lui-même. Ce n'est pas là où l'abcès a abouti qu'il doit être ouvert, c'est à son foyer d'origine. Si, en effet, il y a indication opératoire, c'est parce que la migration a été insuffisante pour tarir l'abcès. Il faut donc aller le chercher à sa source pour lui offrir une autre migration, chirurgicale celle-ci, et plus efficace.

Mais il peut se faire aussi qu'il y ait à atteindre le foyer secondaire soit en même temps, soit par une manœuvre correspondante. Par exemple, un abcès du foie ouvert dans les bronches sera recherché dans le foie seul ; on ne touchera pas au poumon. Un abcès du foie ouvert dans la plèvre devra être recherché en même temps dans le foie et dans la plèvre ; ces deux poches en bissac exigent chacune une incision large et déclive.

Donc, avant tout, dans les migrations, recherche, curettage et drainage de l'abcès dans le foie ; en second lieu, dans quelques cas spéciaux, recherche et traitement de l'abcès à son aboutissant éloigné, dans la plèvre, le péritoine, etc.

Voyons maintenant la technique de chaque cas en particulier.

Migrations thoraciques. — D'abord, quelle est la

meilleure voie d'accès vers les collections *hépato-pul-monaires*? Si l'on se rappelle qu'elles ont ordinairement pour point de départ la convexité du foie, souvent même la région postérieure de sa face supérieure, on

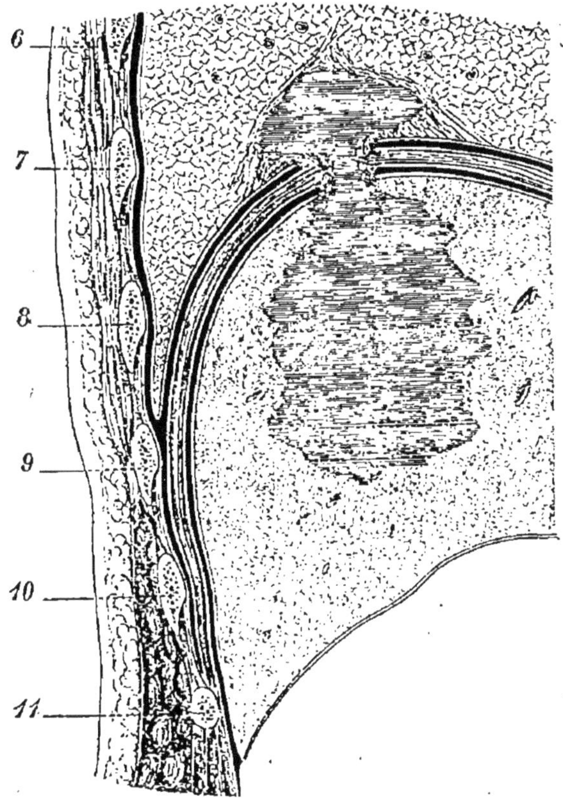

Fig. 12.

Type de l'abcès en bouton de chemise hépato-pulmonaire.

comprendra qu'il ne faut pas aller les rechercher par une incision abdominale. C'est toujours à une trans-pleurale qu'on devra recourir.

Mais quel sera le lieu d'élection? Parfois la netteté de

la douleur, un point fluctuant, l'œdème de la paroi, indiqueront le siège du pus. Celui-ci sera difficilement atteint par une ponction exploratrice à cause de sa position profonde, supérieure ou postérieure, et de la réduction de son volume. Dans la moitié des cas au moins, les ponctions répétées restent muettes. Mais peu importe, puisque la preuve est faite.

Le lieu d'élection doit être pris aussi bas que possible, pour obéir à la loi de la déclivité. La plupart de ces abcès ont la forme d'une bouteille à panse élargie, à goulot diaphragmatique étroit, terminé par une cheminée pulmonaire sinueuse, à parois rigides. Ces poches, incapables de s'affaisser, doivent être ouvertes et drainées près de leur fond. Pour y arriver il faut faire une opération dont le premier temps sera une sorte de thoracotomie exploratrice (fig. 12).

En général, il faut reséquer deux côtes, la neuvième et la dixième, dans une étendue de 6 à 8 centimètres, puis faire, sur la plèvre costale qu'on a ménagée, une incision courbe qui donne le plus de jour possible. La suture pleuro-diaphragmatique est ici de rigueur car seule elle met la plèvre à l'abri du pneumo et du pyothorax. En face de la section pleurale, on pratique sur le diaphragme une incision courbe aussi grande que possible. On peut facilement introduire par cette plaie deux ou trois doigts de la main gauche et explorer la face supérieure du foie.

Cette exploration peut fournir deux résultats : tantôt elle donne la sensation d'une zone fluctuante : c'est l'abcès que l'on va pouvoir ouvrir. Il suffit quelquefois d'en déchirer la paroi avec une sonde cannelée glissée le long de l'indicateur gauche.

L'indicateur agrandit l'ouverture, pénètre dans

l'abcès, l'explore, recherche le goulot qui traverse le diaphragme, et guide le curettage et le drainage.

Mais plus souvent le doigt explorateur ne perçoit pas

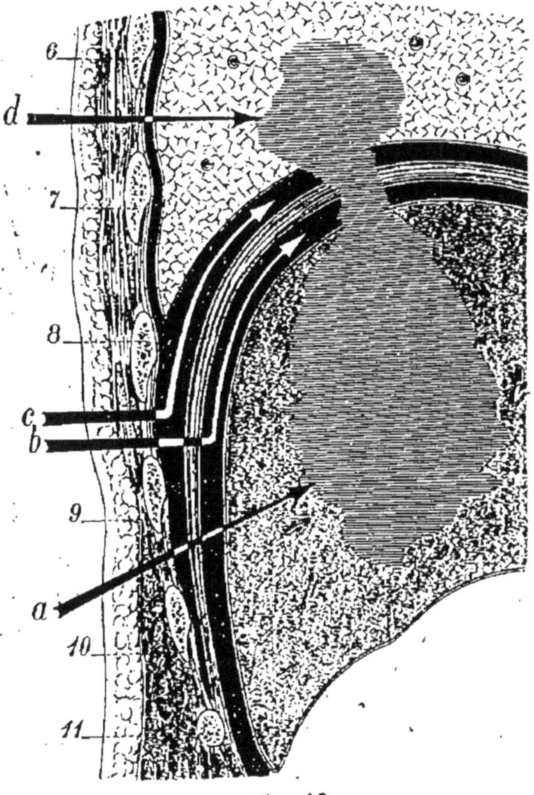

Fig. 13.

Schéma des voies d'accès pour les abcès du foie émigrés dans le poumon.

a, transpleurale directe. — b, exploration sous-diaphragmatique. — c, exploration sus-diaphragmatique. — d, attaque directe de l'abcès pulmonaire.

cette sensation de fluctuation. Alors commencent de nouveaux tâtonnements, de nouvelles ponctions. Enfin, si le doigt ne trouve pas, il doit l'insinuer très haut jusqu'à ce qu'il rencontre l'adhérence du foie au diaphragme. L'adhérence annulaire qui entoure la perforation diaphragmatique est très dure, très résistante et se distingue par là des ligaments anatomiques qui ont plus de souplesse et de poli. Quand le doigt atteint ces adhérences dures et constate qu'elles forment une sorte de cylindre dont il peut presque faire le tour, il doit les rompre. Il les entame avec un certain effort, et lorsqu'il y pénètre, il se trouve tout à coup dans un espace vide entre deux orifices semblables. En bas le goulot hépatique, en haut la perforation du diaphragme.

Aussitôt l'extrémité du doigt recourbée en crochet pénètre dans le goulot hépatique et le fixe avec énergie. Il va falloir maintenant débrider cet orifice afin de pouvoir y conduire la curette et les drains, et l'on ne doit jamais céder à la tentation d'abaisser le foie par une forte traction et d'amener l'orifice de l'abcès en face de la plaie opératoire. On pourrait ainsi causer de grandes déchirures ou arracher le ligament coronaire. Le mieux est de débrider avec un bistouri boutonné depuis le goulot jusque vers la plaie diaphragmatique. Ce sillon peut être aussi pratiqué avantageusement au thermo-cautère, à cause de l'hémorrhagie, mais la présence du doigt et l'obliquité du trajet rendent cette manœuvre difficile.

Il ne reste plus qu'à curetter le foie et la cheminée pulmonaire, à drainer aussi haut que possible à travers le diaphragme, mais sans irriguer; les injections nous ont donné dans ce cas quelques alertes pénibles en pénétrant dans les bronches. Elles seront reprises après quelques jours, quand la suppression des crachats indiquera la cicatrisation bronchique.

Telle est, avec ces deux variantes, la méthode qui

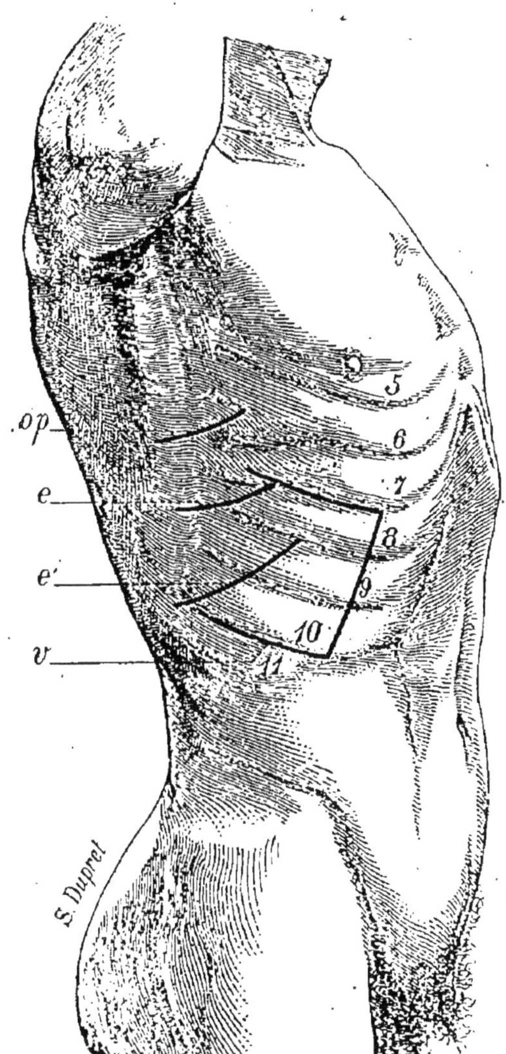

Fig. 14.

Emplacement des incisions pour les différentes voies d'accès
thoraciques.

op, ouverture pulmonaire directe. — c, exploration sus-diaphragmatique. —
c', exploration sous-diaphragmatique. — v, volet.

sera appliquée à la plupart des cas d'abcès vidés par les poumons. Il peut pourtant arriver que ce procédé soit inapplicable ou insuffisant.

D'abord, si la manœuvre exploratrice échouait, si l'abcès situé très en arrière ou très en dedans n'était pas accessible par une incision qui n'offre guère passage qu'à deux doigts, on devrait pratiquer un grand volet à la manière de DELORME. Ce volet comprendrait trois ou quatre côtes et un lambeau analogue serait taillé dans le diaphragme. On a ainsi sous les yeux une large portion de la convexité hépatique et l'on peut rechercher des suppurations profondes et en pratiquer le curettage et le drainage dans de bonnes conditions. Cependant ce volet, dans lequel il n'est pas possible de faire de suture, doit être réservé pour les cas exceptionnels. Il expose quelquefois au pneumothorax, à l'infection de la plèvre, et il produit de larges délabrements. Nous l'avons pourtant pratiqué trois fois avec succès dans des cas très difficiles[1].

Quelques chirurgiens ont employé comme procédé de choix, la voie *sus-diaphragmatique*, que nous n'utilisons guère qu'en dernière ressource, lorsque le goulot de l'abcès n'a pu être atteint en dessous du diaphragme. On peut voir, en effet, par la figure 10, que la voie sus-diaphragmatique est plus courte que la sous-diaphragmatique, mais cette dernière seule permet de curetter le foie.

En suivant la face supérieure du diaphragme la main exploratrice arrive à des adhérences pulmonaires à travers lesquelles elle recherche la cheminée

[1] J. FONTAN, Voies d'accès dans le thorax au point de vue opératoire, dix-neuvième Congrès français de chirurgie, 1906.

de l'abcès. Il en résulte de graves inconvénients. Le pneumothorax et la contamination de la plèvre sont inévitables ; enfin, l'abcès hépatique n'est ni incisé, ni drainé d'une façon déclive..

Quant à l'incision directe de l'abcès pulmonaire à travers le poumon, elle doit être réservée pour les cas où l'abcès du foie paraîtrait cicatrisé, la suppuration ne présentant plus dans les crachats le caractère de l'origine hépatique.

Migrations abdominales. — Elles sont plus rares que les migrations thoraciques; en outre elles sont plus tardives, de sorte que le plus souvent on a pu diagnostiquer et traiter l'abcès du foie à tendance abdominale avant qu'il ait franchi la capsule de GLISSON. Il en résulte que, si l'on est en présence d'un abcès ayant gagné l'abdomen, produit de la péritonite ou une ulcération du tube digestif, on peut dire que le cas est déjà ancien, grave, et exige une intervention urgente. On peut diviser ces cas en abcès ouverts dans le tube digestif, et abcès ayant provoqué des foyers de péritonite suppurée.

Les abcès *ouverts dans le tube digestif* doivent être traités chirurgicalement dès qu'on les a diagnostiqués. Car ils sont une source d'épuisement, d'infection secondaire du foie, et de complications péritonéales d'une extrême gravité. Il faudra donc attaquer le foie par son bord sous-costal, comme pour tout abcès de la face concave. Selon l'étendue de la voussure, et sa situation exacte, on pratiquera l'une des incisions que nous avons étudiées précédemment et qui sont indiquées sur la figure 8, en se souvenant qu'il faut s'écarter le moins possible du bord thoracique. La ponction exploratrice est inutile dans ce cas, car elle ne donne presque jamais de résultat positif, pour la recherche des foyers déjà évacués par migration spontanée.

Après avoir reconnu le bord du foie, on cherche ses adhérences avec l'intestin. Elles sont en général larges et faciles à déchirer si la migration est récente; quelquefois étroites et fermes dans les vieux abcès.

L'intestin (ou l'estomac) doit être décollé avec soin, et le point perforé aussitôt saisi avec une pince-clamps armée de caoutchouc. On se trouve habituellement en face de deux orifices frangés, à bords sphacéliques, amincis, très fragiles, donnant l'un dans l'intestin, l'autre dans l'abcès hépatique. Le jeu des compresses aseptiques, le curettage léger des surfaces péritonéales, l'irrigation prudente et localisée à un foyer limité, seront d'un grand secours au chirurgien pour empêcher l'infection générale de la séreuse.

Du côté du foie, il y a lieu de curetter l'abcès et d'établir un fort drainage avec tamponnement des approches par des gazes iodoformées. Le foie est aussi très avantageusement soutenu par une suture de son bord au bord thoracique (fig. 10). Du côté de l'intestin le traitement varie suivant l'étendue de sa lésion. Il faut chercher à le fermer; mais on aura peu de chance d'y arriver par réunion immédiate, à moins que la perforation ne soit très petite. Il faut cependant toujours tenter une suture, surtout sur le côlon transverse qui fournit assez d'étoffe. Sur le duodénum, il y a lieu d'éviter les atrésies, et dans certains cas si la perte de substance était trop considérable, on pourrait être amené à pratiquer des anastomoses. De toute façon il faut s'attendre, au fond d'un pareil foyer de suppuration, à voir persister une fistule intestinale. Celle-ci sera justiciable de diverses méthodes chirurgicales, qu'il ne nous appartient pas de rechercher ici, quand l'état local se sera suffisamment amélioré, et que la question hépatique sera réglée.

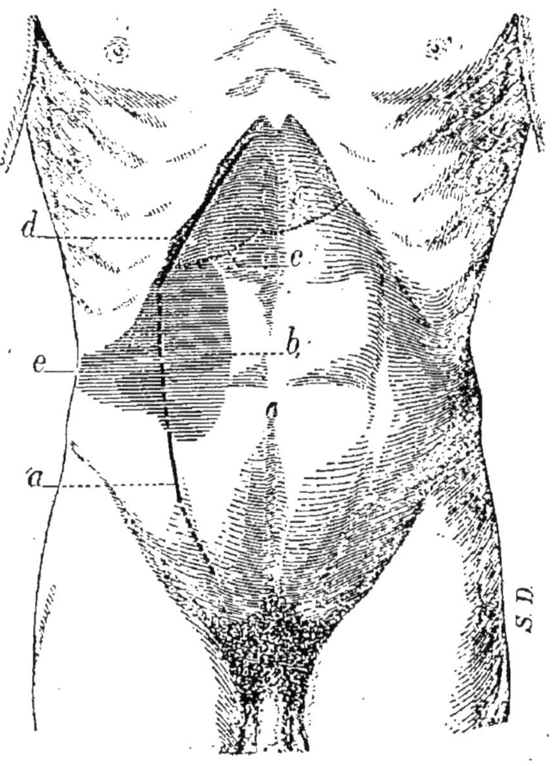

Fig. 15.

Migration abdominale simulant une appendicite.

a, c, a, incisions poursuivant le pus. — b, péritonite enkystée.
c, voussure hépatique.

Les abcès qui ont produit des *péritonites enkystées*, sans perforation de l'intestin, doivent être traités : 1° *in situ*, c'est-à-dire dans le foie, comme des abcès ordinaires à tendance abdominale; 2° dans le ventre, à la partie la plus déclive de la migration, tout comme les suppurations closes dues à toute autre maladie, *appendicite*, etc. Mais il est indispensable de commencer par le foyer hépatique. La figure 11 indique la série des incisions que nous fûmes obligé de pratiquer, le long du côlon ascendant, dans un cas ou l'abcès migrateur avait été considéré comme d'origine appendicitaire.

Cette chirurgie des collections péritonéales, plus ou moins éloignées du foie, n'exige donc pas une technique spéciale.

Le péritonite enkystée peut n'être pas toujours en communication avec le foyer hépatique qui l'a causée. Nous avons vu plus haut que des suppurations collectées autour du foie peuvent être en relation de voisinage avec des abcès du foie, non ouverts. Il persiste alors une mince couche de tissu hépatique, soutenu par la capsule de GLISSON entre les deux poches voisines. Qu'une perforation se fasse entre elles, et l'on a un abcès en bouton de chemise ; mais tant que la perforation n'est pas établie, on a deux suppurations indépendantes et de natures distinctes : pus chocolat dans le foyer hépatique, pus laiteux dans le foyer péritonéal.

Lors donc que le chirurgien rencontrera au voisinage du foie une collection de pus blanc, ou à peine grisâtre, il devra soupçonner le fond de l'abcès (paroi hépatique) de recéler une seconde poche de nature différente.

Alors, soit par ponction capillaire, soit par une petite déchirure à la sonde cannelée, il assure son diagnostic et, sans désemparer, complète son intervention en ouvrant largement le foyer hépatique. Ces cas sont relativement favorables.

La *péritonite généralisée* par irruption brusque d'un abcès dans le péritoine, constitue une complication très grave, et pour laquelle il existe peu de ressources. Elle est entièrement comparable à celle qui résulte d'une perforation intestinale au cours d'une fièvre typhoïde. Il est évident que la laparotomie immédiate, large, avec désinfection et drainage de la cavité abdominale, est une ressource extrême, qu'il ne faut pas négliger malgré le peu de chance de succès qu'elle comporte. Mais si l'on réussissait dans cette intervention d'urgence, il ne faudrait pas oublier que la lésion primitive est une hépatite suppurée, et aussitôt que possible, on agirait sur le foyer hépatique, par une opération appropriée.

La *migration néphrétique* comporte quelques indications et quelques détails spéciaux de technique. Quand un abcès de la face concave ou du bord postérieur descend de façon à atteindre le rein droit, il peut l'influencer tout en restant intrapéritonéal ; et dans ce cas le rein est seulement abaissé, refoulé, comprimé, mais reste protégé par la séreuse. Il peut au contraire franchir de suite le péritoine et s'introduire dans la loge rénale. Là deux degrés sont possibles : dans le premier, le pus forme un phlegmon périnéphrétique, sans que le rein lui-même soit ulcéré ; dans le second, la substance rénale est altérée, et le pus versé dans le bassinet apparaît dans les urines.

Les opérations diffèrent quelque peu suivant ces diverses formes.

Dans la variété *péritonéale,* le rein a peu souffert ; on peut le laisser de côté, et rechercher le pus par l'incision sous-costale postérieure que nous avons déjà décrite (fig. 10 et 16). Dans cette laparotomie latéropostérieure, on portera son attention sur le feuillet séreux qui recouvre le rein, mais on pourra en général le respecter.

Dans la variété *périnéphrétique*, véritable phlegmon

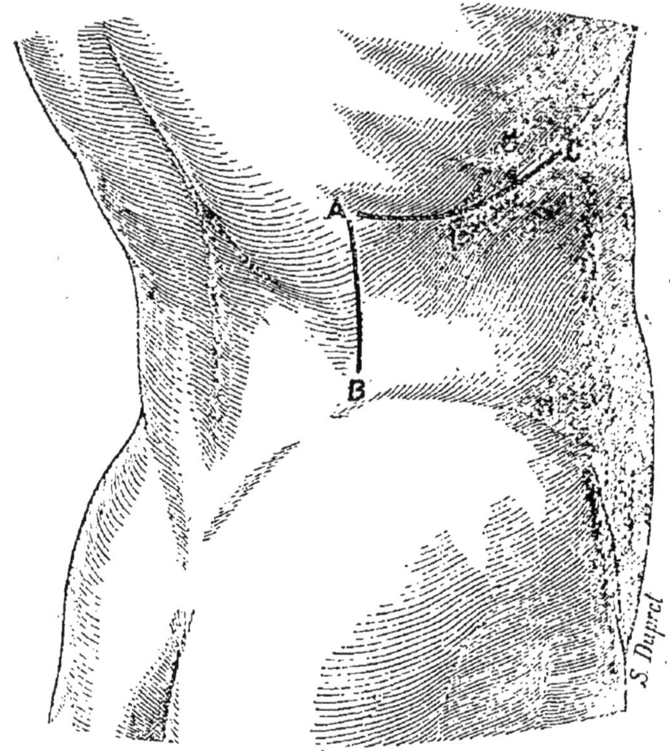

Fig. 16.

A, B, incision néphrétique. — A, C, laparotomie sous-hépatique.

œdémateux de la région, on pratiquera l'incision classique de la néphrotomie, verticalement, le long de la masse sacro-lombaire (fig. 16). On ira visiter le rein, et on le trouvera parfois baignant dans le pus hépatique. Il portera à sa surface des exulcérations. On curettera toute la loge, et on cherchera le point de communication avec le foie. Il nous est arrivé d'y réussir, et de parvenir à introduire la curette et les drains dans le foyer hépatique. Mais, d'autres fois, le trajet est indirect et sinueux, le rein masque l'orifice de communication, et l'on ne peut parvenir à l'abcès hépatique qu'en se portant plus en dehors et en avant. Il faut alors agrandir la plaie par une incision transversale partant de son extrémité supérieure, et suivant la douzième côte plus ou moins loin. Profondément on pénètre alors dans le péritoine. C'est là une opération mixte, péritonéo-néphrétique, laborieuse, mais encore fort utile.

Enfin, dans la *migration rénale complète*, quand l'abcès s'est frayé un passage dans les voies urinaires, la voie d'accès est la même, et les manœuvres ne diffèrent guère : 1° traitement du rein, curettage plus ou moins profond de celui-ci, et même quelquefois résection partielle aux ciseaux ; mais jamais on n'a été contraint de faire une ablation totale de cet organe ; 2° traitement de l'abcès hépatique comme dans le cas précédent.

Dans les trois cas que nous avons vus, la guérison a été rapidement obtenue sans persistance de fistule urinaire à la région lombaire.

TABLE DES MATIÈRES

CHAPITRE PREMIER

ANATOMIE PATHOLOGIQUE

CHAPITRE II

ÉTIOLOGIE

CHAPITRE III

SYMPTOMATOLOGIE

CHAPITRE IV

DIAGNOSTIC

CHAPITRE V

TRAITEMENT CHIRURGICAL

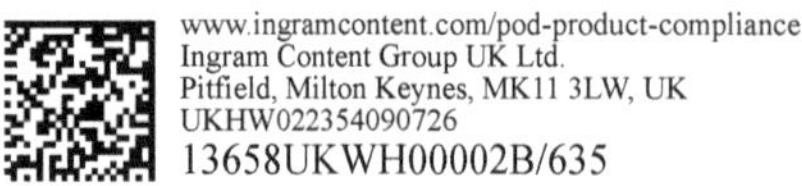
www.ingramcontent.com/pod-product-compliance
Ingram Content Group UK Ltd.
Pitfield, Milton Keynes, MK11 3LW, UK
UKHW022354090726
13658UKWH00002B/635